那些年我们追过的影视剧里的医学知识

夏乐敏 ◎ 著

陈小宁 ◎ 绘

江世亮　王　韬 ◎ 审

上海科学技术文献出版社
Shanghai Scientific and Technological Literature Press

图书在版编目（CIP）数据

那些年我们追过的影视剧里的医学知识／夏乐敏
著．—上海：上海科学技术文献出版社，2024.
ISBN 978-7-5439-9101-9

Ⅰ．R-49

中国国家版本馆 CIP 数据核字第 2024KD5248 号

责任编辑：付婷婷
封面设计：留白文化

那些年我们追过的影视剧里的医学知识
NAXIENIAN WOMEN ZHUIGUO DE YINGSHIJU LI DE YIXUE ZHISHI
夏乐敏　著　陈小宁　绘　江世亮　王韬　审
出版发行：上海科学技术文献出版社
地　　址：上海市淮海中路 1329 号 4 楼
邮政编码：200031
经　　销：全国新华书店
印　　刷：商务印书馆上海印刷有限公司
开　　本：880mm×1230mm　1/32
印　　张：8.5
版　　次：2024 年 8 月第 1 版　2024 年 8 月第 1 次印刷
书　　号：ISBN 978-7-5439-9101-9
定　　价：88.00 元
http://www.sstlp.com

目录

常见疾病篇

各类肿瘤篇

医疗纠错篇

序 | PREFACE

医学科普需要多一点入脑入心之作

很高兴读到夏乐敏医生的又一本医学科普书稿《那些年我们追过的影视剧里的医学知识》。相信很多人会被本书的书名吸引，若再浏览一下目录，估计大家会有兴趣看下去。作为本书的第一批读者，我也被作者的巧思和用心所吸引，忍不住细细翻阅。虽然我看过的热门的影视剧很有限，但本书"医学常识篇"中列出的电影《良医妙药》与庞贝病、电视剧《母亲》与淌血的血友病、《爱情与灵药》中让人行动迟缓的帕金森病、电视剧《周一清晨》与易栓症、关注电影《我不是药神》里的靶向药物及纪录片《众病之王：癌症传》与肿瘤的生物疗法等，都引起了我的阅读兴趣，拿到书稿后就浏览起来。本书令人印象最深的是作者把借力发挥这一点做到了最大化，即从大众最日常、最主要的媒介通道——影视剧入手，剖解其中涉及的医学名词和概念，对其内涵作出专业的科普解读。这种行文方式在新闻报道中是很常用的，即借助新闻事件或社会热点来展开叙事。这种使用"蹭热点"的方法来做科普的好处不言而喻，就是更能吸引读者的关注。深谙其理的夏医生抓住影视剧这一大众最喜闻乐见的媒介，借着剧本或演出的某个场景、某段台词引出医学问题，再一一剖解，让人在轻松愉悦的氛围里进入作者设定的科普构架，达到科普及传播的效果。

另外在写作上本书也别具一格。如作者在《是谁杀死了他？》一文中先引出 2016 年 9 月 16 日网上纷传的一位参演了《锦绣缘华丽冒险》等电视剧的知名内地艺人乔任梁在自己居住的住宅楼内死亡，后有消息称其是因抑郁症而自杀。一时间，朋友圈被"自杀""抑郁症"等关键词刷屏，不少人甚至到了谈"郁"色变的程度，行文到此作者笔锋一转：人真的会因为抑郁而自杀吗？这里，我们就来和大家聊聊抑郁与抑郁症。然后作者分别从"不高兴≠抑郁症""人会抑郁到自杀吗"，以及如何关心抑郁症人群等切入展开对抑郁症的科普，文后还以相关链接引入一段对"微笑抑郁症"的解读。在抑郁症已经成为一个社会关切话题的情境下，有不少解读这种疾病的科普文章，但大都令人压抑，而夏医生的写法寓严肃于聊家常，这样的方式更易入脑入心。

再如，《电视剧"周一清晨"与易栓症》一文，作者由 2013 年首播的美国剧情电视剧《周一清晨》，一个讲述俄勒冈州波特兰市一家医院内 5 位外科医生抢救患者的故事引入。电视剧中有一集讲到，一位超重的黑人老年女病患多次因咳嗽、胸闷等呼吸道疾病表现住院治疗，长期卧床，最终确认诊断为肺栓塞，终因及时用药使得患者得以死里逃生。作者也由此引出对"肺栓塞"这种如今在欧美地区已成为继心脑血管疾病以及恶性肿瘤之后的第三号杀手的疾病科普解读。作者从易栓症常见表现、后天获得性血栓危险因素、易栓症如何防治等多个角度做科普解读。我对肺栓塞的认知还是两年前疫情防控期间一位澳大利亚回国的华人女子怕受感染，在飞机上连续坐了几十个小时而没有动弹一步，以致到达后下飞机时没有走出几步就一下子倒了下去，后来确定为肺栓塞。才知这种病是会死人的！看了夏医生此文我才对肺栓塞及其前兆易栓症有了比较完整的了解。

夏医生是一位勤奋的医学科普作家，我知道这些年他在临床诊疗的同时还坚持写作，坚持通过个人微博、微信公众号等多种方式和患者沟通交流，回应患者。协会组织的一些科普活动他也有求必应。就作品而言，夏医生也是多产的，如这几年里我就应邀为他出版的 2 本新书作过介绍或作序推介，一本是《告诉你疾病的真实样子》，这本书从看病、养生、求医和人文四个方面向公众全面展示了医学科普知识，希望给大家更多的健康指导。之后他创作的《生活中的罕见病》把目光聚焦于罕见病患者这一特殊群体，列出了几十种我们了解甚少的罕见病的病因、目前国内外的诊治现状及趋势，以及全社会如何来编织一张关爱罕见病患者的网络。也因为选题精当、表达贴切，该书入选了 2022 年的上海市优秀科普作品。

医生这个职业是非常忙的，夏医生除了临床工作还要参与科研，有点空还不忘和患者沟通，患者有求他必有回应。问他繁复的本职工作之外缘何还能对医学科普如此乐此不疲，他如实回应说：有时接地气的一篇科普文章可能比数十篇高质量的论文更有价值，因为它是广大群众可以接受的真正实用的科学，起到了改善舆论环境、正本清源的作用。我想，每个医务工作者都有义务，从自身做起，为宣传医学科普做一点小小的贡献，让我们的生活更美好！

江世亮

原文汇报科技部主任、高级编辑

第九届、第十届上海市科普作家协会

常务副理事长兼秘书长

前言 | FOREWORD

　　观看影视剧无疑是当下很多人消遣的方式之一，而很多影视剧中的角色也是我们茶余饭后谈论的焦点。其实无论是影视剧还是一些角色，其背后的故事中蕴含着很多医学知识。哪些是对的，哪些是错的，则需要"借我一双慧眼"——让我们把这世界看得明明白白，真真切切。

　　譬如，热播电视剧《产科男医生》中有一个镜头：一群医生敞开白大褂走在病房中。白大褂当风衣穿。医院难道是秀场？其实，白大褂也叫隔离衣，主要是起到防护的作用。一方面白大褂可以起到基础的防护作用，另一方面可以显示出医生专业负责的态度。由于工作环境特殊，白大褂上面布满了细菌病毒，所以医护人员一般不会将白大褂敞开。

　　作为民众生活中极为重要的组成部分，影视剧所传播的医学知识影响深远，正因为如此，一些国家对影视剧的要求非常严格。比如美国要求在涉及医疗的影视剧编剧团队背后，还要有以专业医师队伍为核心的顾问团队，在拍摄手术场景前，必须经过相关医疗机构的审核和培训等。我也衷心希望：我们国家拍摄的医疗相关影视剧的团队请多走心，少出现一些"戴着无菌手套又自己戴眼镜""抱着骨折患者到处跑""边手术边打电话"和"气管插管后患者还能说话"的常识性错误，以免对普通民众造成误导。

而有些影视剧中涉及的医学题材很好，但观众对其中的很多医学术语往往知其然而不知其所以然，需要再和观众深入科普下相关医学知识。如凯瑟琳·泽塔-琼斯主演的《可卡因教母》中重要道具可卡因，尼古拉斯·凯奇主演的《勇闯夺命岛》中关键任务拆除毒气弹——VX 神经性毒剂，以及热播剧《繁花》里上海暴发的那场甲型肝炎大流行，都是些很多观众只知皮毛或了解不够深入的科学知识。

影视剧中的明星也是我们经常提及的话题，如得了抑郁症的乔任梁，罹患恶性淋巴瘤的徐婷、熊顿。什么是抑郁症和淋巴瘤呢？其实很多人要么不了解，要么就是有很多理解误区，需要正确的引导。

事实上，很多时候，我们观看的影视剧及其明星都涉及很多医学知识值得我们去科普，去探讨！很多影视剧中的医学知识不仅有科普意义，还具有一定的学术研究价值。一篇论文中，研究人员整整看了 800 多集医疗相关的影视剧，揭示了剧中心肺复苏术（CPR）的特点：（剧中）大多数 CPR 都做得不准确，可治疗效果却比现实中好得多。这篇论文由著名期刊《美国急救医学杂志》发表，说明影视剧中的医学知识还有很高的学术价值。基于此，本书结合相关的影视剧和大家一起聊聊影视剧及生活中明星事件所涉及的医学知识。全书分四个部分：一、医学常识篇；二、常见疾病篇；三、各类肿瘤篇；四、医疗纠错篇。分别介绍了影视剧里的一些常见医学知识、常见疾病、各类肿瘤及医疗错误纠错等，也希望本书的出版能填补国内影视剧医疗科普的学术空白。

全书力求通过怀旧影视剧，结合扫描二维码聆听符合意境的背景音乐，配合着影视剧场景的图片及视频，在相对轻松的氛围中向大家科普里面的医学知识，既重温了影视剧情节，又涨了知识，更重要的是促进读者科学精神和科学思维的培养。

在本书付梓出版之际，要再次感谢上海市科普作家协会、"达医晓护"医学传播智库的相关专家的指导，以及上海市静安区科普项目、静安区健康科普能力提升专项、上海市科普人才能力提升专项对本书出版提供的资助，谨致以衷心的谢意！

夏乐敏

上海市静安区中心医院　医学博士

医学常识篇

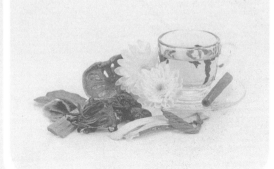

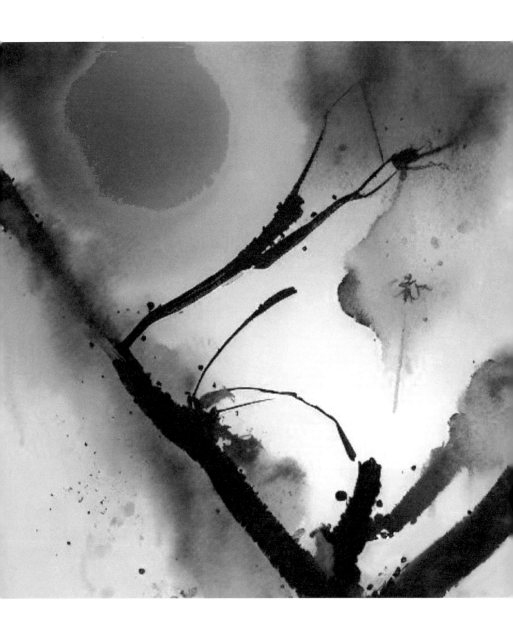

1

从电影《天亮之前》谈输血

我国爱情电影《天亮之前》，描述了郝蕾饰演的雨晴和杨子姗饰演的茉茉的故事。一个是高野的结发妻子，一个是风尘女子，但她们的命运都与"亡命赌徒"高野（郭富城饰演）紧紧联系在一起。电影中有一个桥段，在医院，茉茉突发意外失血过多，雨晴奋不顾身地为她献血输注，两人宛如失散多年的好姐妹，互相照顾，惺惺相惜，让人十分感动。

输血的利与弊

输血是临床医疗中一种非常重要的治疗方法，在某些急性大失血或大手术时不可或缺，在某些危急情形下更是挽救生命的手段。但同时，我们要注意，由于血液里面成分复杂，输血后患者可能会出现发热、溶血等反应。且输血有传播病原体（如乙肝病毒、丙肝病毒和人类免疫缺陷病毒等）的风险。又因为在输入血液的时候，增加了心脏额外的负担，有患者会出现心力衰竭等并发症。所以，对输注的血液要严格控制。

贫血都要输血吗？

在贫血的状态下，是否输血很有讲究。贫血的程度越严重，相应的副反应可能会更明显。患者在输血后可能会出现胸闷、干咳、气短及其他心力衰竭的表现，病情加重。贫血会导致缺氧。通常会不同程度地损伤心脏，使心肌功能减弱，使贫血患者比一般患者更难承受输血带来的血容量增加所造成的负担，更容易发生心力衰竭。除此之外，原有贫血所表现的症状还可能因为输血被掩盖，对后续的诊断产生影响。所以，贫血患者输血无需操之过急。往往只有在慢性贫血患者抗贫血治疗无效，或急性大出血的患者，必须靠输血才能维持生命时才予以输血。此类患者大多有重度贫血情况，血红蛋白浓度低于60 g/L。另外，有些贫血患者因为其他疾病需要做手术时，应该在手术之前输血，为手术做好准备。而对于那些可以通过药物治愈的贫血患者，即使血红蛋白在 60 g/L 以下，也不必急于输血。譬如缺铁性贫血、营养性巨幼细胞贫血等这类营养物质缺乏造成的贫血，在合理地补充相应造血物质后患者就会迅速好转并被治愈。

溶血性贫血患者的输血问题则更加麻烦。此类患者输血的话有可能进一步加重红细胞破坏，因此一般不主张贸然输血，除非搞清了溶血的原因。

何谓"成分输血"？

在临床工作中，为了避免贫血患者在输血后出现心力衰竭及其他副反应，会予以"成分输血"。成分输血就是将健康人血液中的有效成分分离出来，对于那些只需要输注浓缩红细胞的患者，只输给红细胞，把患者不需要的血浆去掉，这样的话，浓缩红细胞的容量仅仅为全血量的一半，而输入的血红蛋白并不减少，大大减少了心脏的容量负担。成分输血时，经过分离的血同样还可以采集到白细胞及血小板，可根据患者不同需要输给所需要的成分，也就是遵循缺什么给什么的原则。这样不但节省了血源，而且有效地避免或减少了输血反应的发生。还需注意的问题是，贫血患者，特别是已经伴有心力衰竭者，输血时要控制输血的总量并减慢输血的速度。除了少数急性大出血的患者，慢性贫血患者一次输血量通常不宜超过400 ml。

视频 1

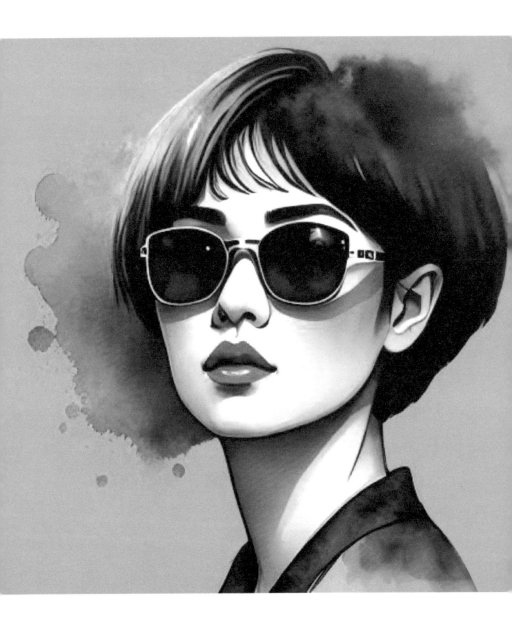

"可卡因"惹的祸

　　《可卡因教母》由著名影星凯瑟琳·泽塔-琼斯主演，影片围绕女主人公格丽泽尔达的一生展开，17岁的时候她就凭一本假护照和第一任丈夫卡洛斯偷渡到美国，之后卷入了毒品交易，利用女性和老弱来作为毒品运输者，不断从哥伦比亚走私可卡因入美。最终，她通过一系列的血腥操作，成为美国最大的毒枭。但她晚景凄惨，三个儿子都死于仇家之手，而自己最终也没逃过正义的审判——以令人唏嘘的惨死结束了罪恶的一生。

一种南美的"圣草"

　　在南美洲安第斯山脉生长着一种热带山地常绿灌木——古柯，外形很像茶花，一般高 1 ～ 4 m 不等。早在 13 世纪以前，南美本地人便通过咀嚼含古柯植物叶子的制品来提神，他们用牡蛎或扇贝的壳焚烧、研碎后的粉末状残渣与古柯叶子混合，制成小球状，晾干后咀嚼。据描述，嚼这种小球可以让他们感觉不到饥饿和干渴，因此此种植物有"圣草"之称。可能是因为在农业不发达时期，没有足够的食物供当地人食用，而古柯叶含有丰富的植物碱，很多维生素及其他营养成分。在长途奔走或者狩猎时，咀嚼古柯叶会使树叶中的生物碱直接作用于人的中枢神经，对神经产生一定的麻醉作用，减轻人的口渴、饥饿、疲劳等感觉。13 世纪，秘鲁的印加帝国将古柯树奉为神树，认为此树是神明所赐，并且在祭祀典礼中焚烧古柯树的叶子来祭奠太阳神。甚至直到 21 世纪，用古柯叶制作的古柯茶类饮料和小吃仍然是南美很多地方的重要饮食搭配。古柯类植物在南美的地位可见一斑。

曾是卓有成效的药物

1855 年至 1860 年，两位德国科学家，弗里德里希和纽曼从古柯中提炼出单独的植物碱，纽曼并将其命名为可卡因，也就是说古柯碱又名可卡因。1884 年，奥地利著名心理学家弗洛伊德首先推荐用可卡因作局部麻醉剂、性欲刺激剂和抗抑郁药，并在其后很长时间里将其用于治疗幻想症。他将其称之为"富有魔力的物质"，得到学术界的广泛认可。此外，由于可卡因可令鼻腔发干，因此在治疗哮喘类疾病引起的鼻窦不适方面有特殊的用途。

被滥用的可卡因

第一家从事可卡因商业生产公司的是德国达姆斯丹的默克公司，其日产量由 1879 年的 50 g 提升到了 1885 年的 30 kg。据统计，当时的美国市场上含可卡因的药剂在 5 万种以上。著名的马丁尼酒据说每盎司便含有 11% 的酒精以及 6.5 mg 的可卡因。随之而来的是可卡因的滥用，主要原因是其对中枢神经系统的兴奋作用。兴奋初期，滥用者会产生欣快感，感到飘飘欲仙、舒适无比，表现为洋洋自得、健谈。用药后的兴奋作用消除了疲劳的感觉。但这类兴奋感觉只能维持30 min左右。随后，便会出现对人体的抑制效应。滥用者为了恢复初期的体验，往往会再用第二剂，甚至缩短使用时间反复使用，以维持"瘾劲"不衰落。周而复始，剂量越用越大，使用越来越频繁，最终把滥用者带到毁灭的深渊。小剂量的可卡因会导致心率减慢，如果大剂量，则可导致死亡。成瘾者在高剂量使用可卡因时，可出现类偏执性精神病，表现为妄想、假性幻觉，还有伤人或自残等危害社会安全的举动。

被严控的毒品

由于可卡因的成瘾性和毒副作用，1914年，以美国国会批准哈里逊法案为标志，大部分国家在法律上禁止可卡因的出售和使用。而20世纪60年代初盛行的"反文化"运动，使可卡因又在美国泛滥起来，并成为当时青年人的"时髦"，直至今日这一现象依然存在。

在此，我们只能奉劝徘徊在可卡因等违禁药物周围的朋友，考虑到你的未来，请远离毒品，珍惜生命，做一个遵纪守法的好公民。

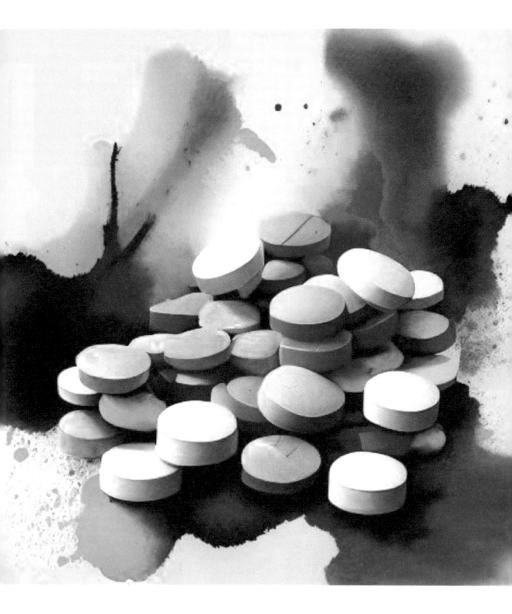

3

《兴奋剂之战》与罪魁祸首"促红细胞生成素"

　　纪录片电影《兴奋剂之战》讲述了体育运动中反兴奋剂的故事。医学教授林奎斯特，为了运动员身体健康和体育运动中最重要的精神基石——公平竞争奋斗了40年。电影摄制团队跟踪记录了从20世纪70年代冷战时期开始，直到2012伦敦奥运会前夕，反兴奋剂战争的过程。在这部影片中，我们可以听到世界上最权威体育组织的官员的观点，可以看到体育明星、运动医学专家、反兴奋剂斗士及服用兴奋剂人员的心路历程。本片导演提出一个问题：体育兴奋剂可否看作是反映我们的社会的一面镜子。

　　谈到兴奋剂，我们不得不提到促红素。

何为促红素？

　　促红细胞生成素，简称促红素，是1985年由科学家应用基因重组技术，在实验室研发的一种人体内源性糖蛋白激素。回顾它从诞生到现在，一路走来，并不平坦，从昔日的明星药物到饱受诟病的兴奋剂，我们来细细听关于促红素的故事。

曾经的明星药物

1985 年，医学界的最大新闻莫过于人工合成的促红素问世了。促红素，它到底是何来历？

其实，人体内本就有促红素的存在。它是由肾脏分泌的激素，能够促进红细胞生成。人体缺氧时，此种激素的生成增加，导致红细胞增生。而人工合成的促红素给各种原因导致的红细胞减少引起的贫血患者带来了福音。

1989 年，也是具有非凡意义的一年，安进公司研发并大量生产促红素。一批慢性肾功能衰竭导致的贫血患者、恶性肿瘤或化疗导致的贫血患者和失血后贫血患者得到了有效的救治。随着制作工艺不断革新，更多的公司开始生产促红素。而促红素也为给它生命的公司带来了丰厚的回馈。2001 年，促红素的全球销售额达 21.1 亿美元。2002 年达 26.8 亿美元。2003 年促红素全世界的年销售额超过 50 亿美元。

当时，促红素被称为"当今最成功的基因工程药物""基因药物中的重磅炸弹"等，但在获得各种褒奖同时，一系列麻烦也接踵而来。

令人诟病的兴奋剂

东窗事发：2008 年北京奥运会中兴奋剂检查呈阳性的西班牙自行车选手玛丽亚·莫里诺，就是使用了它——促红素。国际奥委会也于 2008 年 8 月 11 日宣布取消其参赛资格。她也成为第一例因使用促红素被取消奥运会参赛资格的运动员。

肯定有人要问：促红素怎么和违禁药品扯上了关系？说来话长，但我们长话短说。前文提到促红素能增加红细胞数目，而红细胞的主要作用就是携带氧气。当运动员运动时，身体组织对氧的需要增加，而使用促红素能增加红细胞数，满足身体组织对氧的需要，也就是能增加训练耐力和训练负荷。于是，很多运动员为提高运动成绩，纷纷使用促红素。这就有悖于公平竞赛的原则了，因此，包括国际奥委会在内的很多组织将促红素规定为违禁药物。

但是，金牌、高额奖金与荣誉等的诱惑太大，在各类运动比赛中使用它的乱象还是屡禁不止。2016 年的奥运会中，33 岁的保加利亚运动员达内科娃本应在里约奥运会参加女子3 000 米障碍跑比赛。但在奥运会揭幕前的 8 月 1 日，达内科娃接受了药检，结果显示其血液中含有促红素，因此被驱逐出里约奥运会。

因此，每当兴奋剂丑闻事件爆发时，促红素也被推到风口浪尖，我们不禁要问：它将何去何从？

辩证看待

任何事物都有两面性。从不同的角度看同一事物，结果是不一样的。世界上没有绝对的对与错，只有观点和观念不同，当一种观点或观念背离了人们的习惯，就会被默认为是错误的。凡事都有两面性，评价人亦是如此。曹操是历史上的名人，卓越的政治家、军事家和文学家。《三国演义》中对其有"治世之能臣，乱世之奸雄"的评价，说曹操奸诈，而且

"挟天子以令诸侯"，大逆不道，有悖常理人伦。世人都认为应该像刘备一样仁义为怀。但是曹操有一句话说对了："生逢乱世，只有强者才配谈仁义。"否则也只能是"人为刀俎，我为鱼肉。"在他的努力下，割据势力基本上被消除，为日后统一北方奠定了坚实的基础。

对于促红素，我觉得也需要分两面来评价，在贫血的治疗上，它的确为人类健康作出了重大贡献。当然，促红素也被不少利欲熏心的人所非法利用。

对于促红素的未来，我觉得还是要寄予更多的美好愿望：希望它的制作工艺不断创新，为人类健康带来福祉。同时，相关机构也应该制定严格的规章制度，限制促红素的非法使用，呼吁人们合理使用促红素。

拓展阅读

国际奥委会规定的禁用物质有五大类

一、刺激剂

首先是作用于中枢神经系统的刺激剂，如苯丙胺和可卡因等。这类药物的主要作用是靠抑制身体的自然警报系统和减轻"过度用力"引起的疼痛感来增强自信心和进取心，增强耐力和力量。其他作用还包括增加心律、升高血压和提高能量代谢。

另一类刺激剂主要作用于心血管和呼吸系统，如肾上腺素、麻黄素和咖啡因等。其作用是增加心律、升高血压和提高肌肉血流量，扩张呼吸道、增加肺通气量。

二、麻醉剂

常见的麻醉剂有吗啡、乙基吗啡、杜冷丁（哌替啶）和可待因等。这类药物主要是通过直接作用于中枢神经系统而抑制疼痛。这类药物中有些也有刺激作用，其他一些则有镇静或抑制作用。

三、蛋白同化制剂（合成类固醇）

所有的合成雄性激素类固醇都有与睾酮相似的化学结构。这类药物除具有增大肌肉和力量，在主动或被动减体重时保持肌肉体积的作用外，还具有雄激素的作用。此外，这类药物还可加快训练后的恢复，有助于增加训练强度和时间。

四、利尿剂

在那些按体重分级别进行比赛的项目中，部分运动员会在称量体重前使用利尿剂快速减轻体重，或在兴奋剂检查时利用它冲淡尿液以遮蔽尿中的违禁物质。

五、肽和糖蛋白激素及类似物

1. 绒毛膜促性腺激素

被用于刺激睾丸中睾丸激素的形成。

2. 促肾上腺皮质激素

具有刺激肾上腺皮质的作用，可使其产生更多的皮质醇。皮质醇及合成类似物可减轻肌腱和关节的炎症，具有止痛和消炎的作用。

3. 生长激素

具有合成代谢作用，可增长肌肉。还能促进人在儿童期

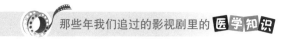

和青少年期骨的生长，并加强肌腱和增大内部器官。

4. 促红细胞生成素

促红细胞生成素是人体肾脏中可自然产生的一种激素，具有促进红细胞增生及维持血中红细胞数稳定的作用。

国际奥委会规定的禁止使用的方法有两类，一种是血液兴奋剂，另外一种是药物的、化学的和物理的篡改方法。

国际奥委会同时规定，无论使用禁用物质或方法成功还是失败，只要是使用了或企图使用这些禁用物质或方法，就是不折不扣的违禁行为。

4

VX 与《勇闯夺命岛》

VX 神经性毒剂在好莱坞大片中曾大放异彩。在电影《勇闯夺命岛》中，身经百战、获得多枚奖章的美国海军陆战队法兰将军由艾德·哈里斯饰演，他带领部下劫走了 15 枚新式毒气弹（其中一枚在劫取中不慎跌落，导致一名法兰将军部下惨死），并凭毒气弹向国家索要 1 亿美元，为受到不公正待遇的海军陆战队员阵亡士兵作赔偿金。而影片中尼古拉斯·凯奇饰演的化学专家斯坦利与由肖恩·康纳利饰演的老英国特工梅森潜入阿卡拉岛，共同与叛军斗智斗勇，拆除的毒气弹，就是 VX 神经性毒剂。VX 毒剂弹的价值由此可见一斑。

VX 神经性毒剂是什么？

VX 是由英国人在 1952 年发现的一种毒剂，之后由美国人选了 VX 作为化学战剂的发展重点。VX 毒剂的学名是 S-（2-二异丙基氨乙基）-甲基硫代膦酸乙酯，这种物质大概是毒剂中名字最长的一种了。VX 主要装填在炮弹、炸弹等弹体内，以爆炸分散法使用，也可用飞机布洒，VX 毒剂以其液滴使地面和物体表面染毒；以其蒸气和气溶胶使空气染毒。

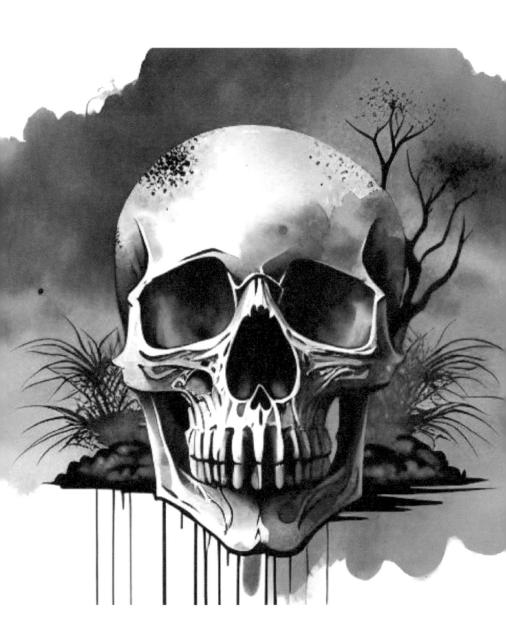

VX神经性毒剂到底有多毒？

朝鲜最高领导人金正恩之兄金正男遇害就与VX神经性毒剂有关。金正男在人来人往的机场内当场倒下，整个过程只有短短2 s，可见此物毒性很强。VX与沙林（神经毒气）是同种类的有机磷化合物，对神经传达机能产生作用，令肌肉不能正常活动。皮肤吸收极少量VX，就可引发痉挛及瞳孔收缩，使中毒者出现接近即时死亡的状态。英国《卫报》报道，这一毒剂被联合国列为大规模杀伤性武器。

1. 毒性

首先从毒性上来讲，VX毒剂是极为致命的神经性毒剂之一，毒性非常强。其特点之一是致死剂量非常小，只需要非常小的一滴就能导致数十人甚至数百人的伤亡。

2. 渗透性

其次VX的渗透性特别强。剧毒的VX是无臭液体，通过呼吸道吸收或者皮肤接触使人中毒。比如将一滴VX滴在桌面上，在室温情况下，人员如果通过呼吸吸入到体内或者沾到皮肤上，都能导致中毒。

3. 稳定性

VX的稳定性非常强，常温下，在木头、水泥等物体上可存留的时间非常长，有的可持续数日。

4. 中毒症状

VX中毒的症状也很明显，中毒者会出现瞳孔缩小，大小便失禁等。

无论实施袭击的人员还是施救人员，如果接触到受害人身体上的 VX 残留物，同样会发生中毒，严重者也会出现生命危险。

VX 神经性毒剂能解吗？

对 VX 的防护与对其他神经性毒剂的防护相同，应采取全身防护器材，即防毒面具、防毒斗篷、防毒手套和防毒靴套等。对中毒者急救可采用阿托品等药物，对其消毒可用次氯酸盐、二氯三聚异氰尿酸钠等消毒剂。

据《环球时报》介绍，按照国际禁止化学武器组织的规定，马来西亚单方面的验证结果还不能定论为毒剂是 VX。因为依照国际禁止化学武器组织的规定，对于化学武器的分析结果，需要至少两个以上的专业实验室进行分析并得出相同的结果，才算最终结论。

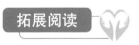

拓展阅读

禁止化学武器组织对 VX 等化学毒剂的监管

在禁止化学武器组织 192 个成员国内，此前拥有 VX 化学武器的美国、俄罗斯等国已经将本国所拥有的绝大部分化学武器进行了销毁，剩余的化学武器也正在禁化武组织的监督下实施销毁。根据该公约规定，缔约国允许为防护为目的或其他和平目的生产、保有公约所规定阈值量的 VX 等化学毒剂，用于科学研究、防护等目的。而且拥有VX的设施每年要向国际组织公布其目的、生产量、使用消耗量和剩余量并接受禁化武组织的现场核查。

禁止化学武器组织禁止发展、生产、获取、保有、储存、转让和使用化学武器，规定每一缔约国销毁其管辖和控制下的化学武器和化学武器生产设施，以及可能遗留在另一缔约国领土上的所有化学武器。

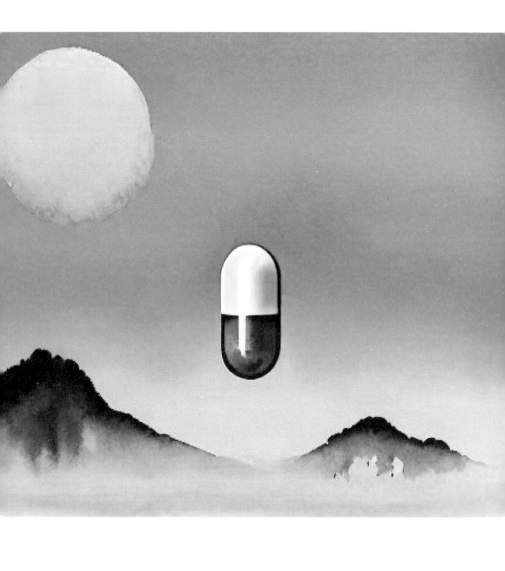

5

电视剧《且试天下》与古代毒药

电视剧《且试天下》里，出生于医学世家的韩朴小小年纪就已经在医学知识方面颇有造诣，如黑丰息起初炼制的药物没有一件成功，但韩朴能够帮他分析出问题的所在，使药物炼制成功。

而让我们对韩朴的认知再一次刷新的，还是天霜门门主遇害时，他曾自作主张地偷偷去查验门主的死因。今天我们撇下其他不谈，来聊聊毒死天霜门门主的毒药。

我国古代厉害的毒药有哪些？

我国古代让人闻风丧胆的九大"毒药"，如下。

1. 断肠草

看过金庸的《神雕侠侣》的读者一定会记得杨过中了情花之毒后是怎么解毒的。那就是用断肠草以毒攻毒。断肠草是钩吻科植物胡蔓藤，其主要的毒性物质是胡蔓藤碱。据原书上记载，吃下此药后肠子会变黑粘连，人会腹痛不止而死。一般的解毒方法是洗胃，服炭灰，再用碱水和催吐剂，洗胃后用绿豆、金银花和甘草急煎后服用可解毒。

2. 雷公藤

有杀虫、解毒、祛风的作用。中毒者会出现头晕头痛、心悸乏力、恶心呕吐、腹痛腹胀、肌肉疼痛、嚎叫挣扎、四肢麻木或抽搐、肝肾区疼痛，以及血便、少尿、浮肿等症状。

3. 鸩酒

鸩是一种传说中的猛禽，比鹰大，鸣声大而凄厉。其羽毛有剧毒，用它的羽毛在酒中浸一下，酒就成了鸩酒，毒性很大，几乎不可解救。但是"鸩"，只是传说，没有人见到过，后来"鸩酒"就成了毒酒的代名词。

4. 鹤顶红

鹤顶红究竟是什么？如今众说纷纭，没有实际答案，可以肯定的是与动物的"鹤"没有任何关系，这都是以讹传讹。最靠谱的说法是鹤顶红其实就是红信石。

5. 马钱子

就是番木鳖，毒性成分主要为番木鳖碱（士的宁）和马钱子碱。中毒机理是呼吸机强直窒息而死。

6. 砒霜

白色晶体，溶于水，有剧毒。

7. 砒石

为天然产含砷矿物砷华、毒砂或雄黄等矿石的加工制成品。又名信石。砒石升华之精制品为白色粉末，即砒霜，毒性更剧。

8. 夹竹桃

据医学资料介绍，致死剂量为20～30片叶子，全身有毒。

9. 乌头

毛茛科植物，多年生草本。有川乌头和草乌头，乌头含有多种生物碱，如次乌头碱、新乌头碱、乌头碱、川乌碱甲、川乌碱乙（卡米查林）、塔拉胺等。

除了以上这些古代记载的含有剧毒中药以外，含有毒性的中药还有：毒性较大的有水银、斑蝥、红娘虫、青娘虫、生藤黄、狼毒、毛茛等；毒性稍轻一些的有生半夏、白附子、生附子、巴豆、生天南星、生甘遂、天仙子、蟾酥、罂粟壳等。

现实生活中我们中毒了怎么办？

无论是食物中毒和药物中毒都与吃有关，解决这类问题首要的办法就是要催吐，用手指、筷子刺激喉咙，引起反射性呕吐，把药物吐出来。严重时，要同时拨打120。

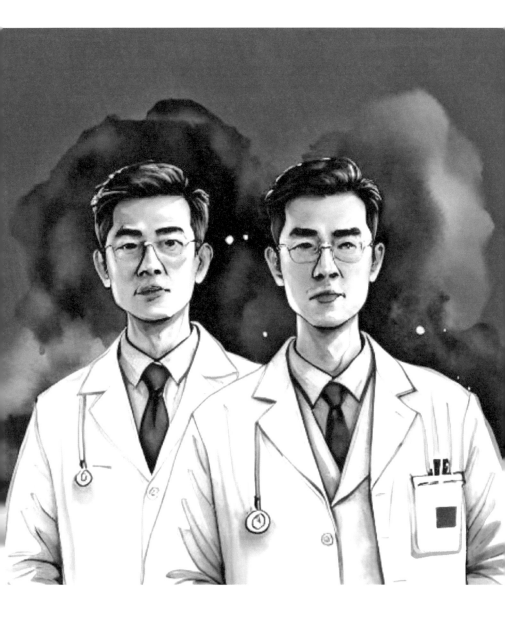

6

电影《良医妙药》与庞贝病

美国电影《良医妙药》根据真人真事改编。约翰·克罗雷和妻子艾琳育有3个子女，除大儿子之外，另2个孩子都患有庞贝病。在二女儿的一次并发症发作抢救后，约翰冲动之下乘飞机飞去了内布拉斯加大学求见庞贝病研究领域中的领先专家罗伯特·斯通希尔教授，并许诺将成立庞贝病研究基金，支持斯通希尔教授的研究，尽快将理论成果用于药物实践。不通人情的斯通希尔教授为约翰一家的真诚所动，决定辞职与约翰共同建立生化创业公司，致力于庞贝病药物的研发。为了给新公司拉投资，约翰不得不克服一系列困难，甚至频频惹恼已经极难相处的斯通希尔教授，全力以赴和死神赛跑……

什么是庞贝病？

庞贝，不只是一座消失的古城，更是一种罕见病的名称。电影中提到的庞贝病是一种溶酶体贮积症，又称糖原贮积病Ⅱ型或者酸性 α-葡糖苷酶缺乏症，通常以常染色体隐性方式遗传。患者第17号染色体上编码酸性 α-葡糖苷酶的基因发生突变，造成体内酸性 α-葡糖苷酶缺乏，使糖原不能正常代谢，贮积在肌肉细胞的溶酶体中，致使严重的神经肌肉病变。人群

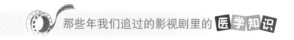

患病率一般为 1/40 000～1/50 000。

庞贝病有何表现?

依照临床症状出现的时间，可将该病分成婴儿型和晚发型。

婴儿型患者在出生后不久即出现该病，可以表现为严重肌张力低下、乏力、肝脏肿大和心脏扩大。通常患儿在生后几周或几个月内正常，但是随着疾病进展发育减慢。患儿逐渐出现吞咽困难、舌体突出增大，多数患儿因呼吸或心脏并发症在2岁前死亡。

晚发型庞贝病一般在婴儿期后（儿童、少年或成年起病）发病，可以表现为进行性肌无力，运动不能耐受，逐渐出现呼吸肌受累并致呼吸衰竭。而患者心脏很少受累。

庞贝病怎样治疗?

庞贝病的治疗可分为对症治疗、物理疗法和酶替代治疗。对症治疗可用来改善心肺并发症。物理疗法可辅助改善部分患者的症状。酶替代疗法能够补充患者体内缺乏的酶，使糖原代谢保持正常，并改善病患的症状、阻止疾病的进展。婴儿型患儿一旦确诊，应尽早开始酶替代疗法。晚发型庞贝病患者如果有肌无力症状和（或）呼吸功能减退应给予酶替代疗法。电影《良医妙药》中提到的新药就是一种酶替代治疗的药物。

7

正确认识雾霾及其危害

很多人都看过关于空气污染的纪录片。近些年来，全国中东部地区陷入了严重的雾霾和污染，中央气象台将大雾蓝色预警升级至黄色预警。2013年1月13日10时北京甚至发布了北京气象史上首个雾霾橙色预警。1月中旬，北京的空气污染指数接近1 000。从东北到西北，从华北到中部黄淮、江南地区，都出现了大范围的严重雾霾污染。这一年的1月，4次雾霾笼罩30个省（区、市），在北京，仅有5天不是雾霾天。有报告显示，中国最大的500个城市中，只有不到1%的城市达到世界卫生组织推荐的空气质量标准，与此同时，世界上污染最严重的10个城市有7个在中国。2016年伊始，上海也没能幸免，在灰蒙蒙的天气中迎来新的一年。那么，雾霾到底是怎么一回事？

雾与霾

雾是由大量悬浮在近地面空气中的微小水滴或冰晶组成的气溶胶系统，多出现于秋冬季节（这也是2013年1月份全国大面积雾霾天气的原因之一），是近地面层空气中水汽凝结（或凝华）的产物。雾的存在会降低空气透明度，使能见度下

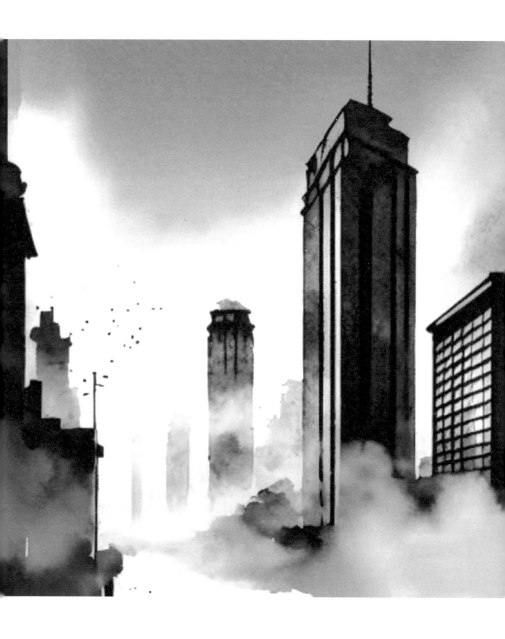

降。如果目标物的水平能见度降低到 1 000 m 以内，就将悬浮在近地面空气中的水汽凝结（或凝华）物的天气现象称为雾；而将目标物的水平能见度在 1 000～10 000 m 的这种现象称为轻雾或霭。形成雾时大气湿度应该是饱和的（如有大量凝结核存在时，相对湿度不一定达到 100% 就可能出现饱和）。由于液态水或冰晶组成的雾散射的光与波长关系不大，因而雾看起来呈乳白色或青白色和灰色。

霾由空气中的灰尘、硫酸、硝酸、有机碳氢化合物等粒子组成。它也能使大气浑浊，视野模糊，并导致能见度恶化，如果水平能见度小于 10 km，就将这种非水成物组成的气溶胶系统造成的视程障碍称为霾或灰霾。由灰尘、硫酸、硝酸等粒子组成的霾，其散射波长较长的光比较多，因而霾看起来呈黄色或橙灰色。

其实雾与霾从某种角度来说有很大差别。比如：出现雾时空气潮湿；出现霾时空气则相对干燥，空气相对湿度通常在 60% 以下。其形成原因是大量极细微的尘粒、烟粒、盐粒等均匀地浮游在空中，使有效水平能见度小于 10 km 的空气混沌的现象。霾的日变化一般不明显。当气团没有大的变化，空气团较稳定时，持续出现时间较长，有时可持续10 日以上。由于雾霾、轻雾、沙尘暴、扬沙、浮尘等天气现象，都是因浮游在空中大量极微细的尘粒或烟粒等影响致使有效水平能见度小于 10 km。有时使气象专业人员都难于区分。必须结合天气背景、天空状况、空气湿度、颜色气味及卫星监测等因素来综合分析判断，才能得出正确结论，而且雾和霾的有时可以相互转换。近期我国不少地区把灰霾天气现象并入雾一起作为灾害性天气预警预报。统称为"雾霾天气"。

雾霾天气是怎样形成的？

雾霾天气自古有之，刀耕火种和火山喷发等人类活动或自然现象都可能导致雾霾。现代社会，急剧的工业化和城市化导致能源迅猛消耗、人口高度聚集和生态环境破坏，都为雾霾天气的形成埋下伏笔。

雾霾的形成既有源头，也有帮凶，这就是不利于污染物扩散的气象条件，一旦污染物在长期处于静态的气象条件下积聚，就容易形成雾霾天气。雾霾天气形成原因主要有以下几点。

1. 这些地区近地面空气相对湿度比较大，地面灰尘大，地面的人和车流使灰尘搅动起来。

2. 没有明显冷空气活动，风力较小，大气层比较稳定，由于空气的不流动，使空气中的微小颗粒聚集，飘浮在空气中。

3. 天空晴朗少云，有利于夜间的辐射降温，使得近地面原本湿度比较高的空气饱和凝结形成雾。

4. 汽车尾气是主要的污染物排放，近年来城市的汽车越来越多，排放的汽车尾气是雾霾的一个形成因素。

5. 工厂制造导致的二次污染。

6. 冬季取暖排放的二氧化碳等污染物。

PM₂.₅ 与雾霾

雾霾主要由二氧化硫、氮氧化物和可吸入颗粒物这 3 项组成，它们与雾气结合在一起，让天空瞬间变得阴沉灰暗。颗粒物的英文缩写为 PM，北京监测的是细颗粒物（PM$_{2.5}$），也就是空气动力学当量直径小于等于 2.5 μm 的污染物颗粒。这种颗粒本身既是一种污染物，又是重金属、多环芳烃等有毒物质的载体。

PM$_{2.5}$ 是雾霾天气的罪魁祸首。主要来源有多个。一是汽车尾气。近年来，城市的汽车越来越多，排放的汽车尾气量也越来越多，对城市空气中 PM$_{2.5}$ 的"贡献"60%。二是道路扬尘和建筑施工扬尘。根据研究，道路扬尘是 PM$_{2.5}$ 的主要来源，占 PM$_{2.5}$ 来源的 20%。三是工厂制造出的二次污染。四是冬季取暖时燃烧煤炭低空排放的污染物。五是生物质（秸秆、木柴）的燃烧以及垃圾焚烧产生的烟尘，这也是 PM$_{2.5}$ 的重要来源。

雾霾与人体健康

雾霾对于人体健康危害巨大。

1. 对呼吸系统的影响：霾的组成成分非常复杂，包括数百种大气化学颗粒物质。

呼吸系统其中有害健康的主要是直径小于 10 μm 的气溶胶粒子，如矿物颗粒物、海盐、硫酸盐、硝酸盐、有机气溶胶粒子、燃料和汽车废气等，它能直接进入并黏附在人体呼吸道和肺泡中。尤其是亚微米粒子会沉积于上、下呼吸道和肺泡中，引起急性鼻炎和急性支气管炎等病症。对于支气管哮喘、慢性支气管炎、阻塞性肺气肿和慢性阻塞性肺疾病等慢性呼吸系统疾病患者，雾霾天气可使病情急性发作或急性加重。如果长期处于这种环境还会诱发肺癌。

2. 对心脑血管系统的影响：雾霾天对人体心脑血管系统的影响也很严重，会阻碍正常的血液循环，导致心血管病、高血压、冠心病或脑出血，也可能诱发心绞痛、心肌梗死和心力衰竭等，使慢性支气管炎出现肺源性心脏病等。另外，浓雾天气压比较低，人会产生一种烦躁的感觉，血压自然会有所增高。再一方面雾天往往气温较低，一些高血压、冠心病患者从温暖的室内突然走到寒冷的室外，血管热胀冷缩，也可使血压升高，导致中风、心肌梗死的发生。所以心脑血管病患者一定要按时服药小心应对。

3. 雾霾天气不利于儿童成长：由于雾天日照减少，儿童紫外线照射不足，体内维生素 D 生成不足，对钙的吸收大大减少，严重的会导致婴儿佝偻病、儿童生长减慢。

4. 影响心理健康：研究发现，持续大雾天对人的心理和身体都有影响，从心理上说，大雾天会给人造成沉闷、压抑的感受，会刺激或者加剧心理抑郁的状态。此外，由于雾天光线较弱及导致的低气压，有些人在雾天会产生精神懒散、情绪低落的现象。

5. 影响生殖能力。

6. 雾霾中的 $PM_{2.5}$ 小颗粒，不光是粉尘，还有烟尘，包括汽车尾气、工业排放的废气等，这些物质都含有很多环境污染毒素，学术上统称为环境污染雌激素，可以通过多种途径吸收侵入人体，使得成年人发生不育症概率提高。

7. 雾霾天气还可导致近地层紫外线的减弱，使空气中的传染性病菌的活性增强，传染病增多。

2013 年 11 月 5 日，中国社会科学院、中国气象局联合发布的《气候变化绿皮书：应对气候变化报告（2013）》（以下简称"绿皮书"）指出，近 50 年来中国雾霾天气总体呈增加趋势。其中，雾日数呈明显减少，霾日数明显增加，且持续性霾过程增加显著。

历史事件及科学研究早已警告世人，雾霾等空气污染问题对人类健康极具危害。雾霾天气现象提高人的死亡率、使慢性病加剧、使呼吸系统及心脏系统疾病恶化、改变肺功能及结构、影响生殖能力、改变人体的免疫结构等。

我国目前严峻的环境形势也表明，优化调整能源结构既是保证能源安全的需要，更是全体国民身体健康的需要。发展清洁绿色能源，加快能源替代的进程，优化能源结构已刻不容缓。

视频 2

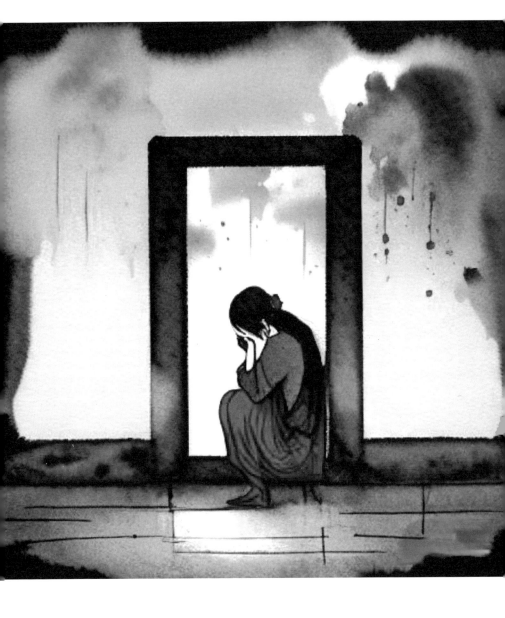

8

是谁杀死了他?

我轻轻地来,感受着我真实的存在;我轻轻地走,不带走世间一丝尘埃……

——《锦绣缘华丽冒险》

由于参演了《锦绣缘华丽冒险》《我的经济适用男》《陆贞传奇》《戒烟不戒酒》《春光灿烂猪九妹》《疯狂 72 h》等电视剧,英俊潇洒的内地艺人乔任梁为很多人熟知。然而,2016年9月16日18时21分,一则噩耗传来,据上海公安消息,乔任梁在上海桃浦地区祁顺路某住宅楼内死亡。经法医初步鉴定,已排除他杀可能,具体死亡原因正在进一步调查中。一时间,朋友圈被"乔任梁""自杀""抑郁症"等关键词刷屏,不少人甚至到了谈"郁"色变的程度。那么,人真的会因为抑郁而自杀吗? 这里,我们就来聊聊抑郁与抑郁症。

不高兴 ≠ 抑郁症

我们自己包括身边有些人经常会说,最近我很不高兴,我感觉自己都抑郁了……可是,不高兴就是得抑郁症了吗?

"人生在世,不如意事十有八九"。在我们的生活中,充满了大大小小的挫折和失败。上班的时候被老板骂，郁闷；丢了钱包，难受；我们最梦寐以求的东西，再也不存在了；抑或是我们最爱的人，再也不能回到我们身边……每当这些时刻来临，我们都会有心情不好的表现——悲伤、痛苦，甚至绝望。这一系列不高兴的情绪常常被大家理解为抑郁症，其实这种短暂的不高兴是抑郁。抑郁是一种负性情绪，是许多人都体验过的情绪，也是一种正常而自然的心理现象。抑郁并不可怕，人生中总会碰到一些不顺意的事情，不能把偶尔的情绪低落划归为抑郁症。

其实，抑郁症与一般的心情不好有着本质区别，它有明显的特征，综合起来有3大主要症状，就是情绪低落、思维迟缓和运动抑制。情绪低落就是高兴不起来、总是忧愁伤感，甚至悲观绝望。《红楼梦》中整天皱眉叹气、动不动就流眼泪的林黛玉就是典型的例子。思维迟缓就是自觉脑子不好使，记不住事，思考问题困难。患者觉得脑子空空的、变笨了；运动抑制就是不爱活动，浑身发懒。走路缓慢，言语少等。严重的可能不吃不动，生活不能自理。

人会抑郁到自杀吗？

抑郁症是我们生活中最常见的精神障碍，它的特点主要体现为"三高两低"：高患病率（中国情感障碍的患病率6.2%），高复发率（90%的患者在抑郁首次发作以后会有第2次、第3次复发，75%～85%的患者五年内会复发）；高自杀率（抑郁症终生自杀死亡风险是10%，有1/10的抑郁症患者如果得不到及时有效的治疗，会有自杀、死亡的风险）。与"三高"相对的是：低识别率和低治疗率，目前对于抑郁症的识别与治疗均不足 10%。

据一项调查显示，抑郁症患者有一半以上有自杀想法，而隐匿性抑郁症患者往往没有情绪低落等典型症状，多以躯体不适为主。其特点是症状虽多，却以头痛、失眠为主，尤其是容易早醒。此外，还有昼重夕轻的昼夜节律，以及春秋季节重而夏季轻的季节性规律，自杀多数都发生在春秋季节。

每年的 9 月 10 日是世界预防自杀日。抑郁症是自杀的主要原因之一，重度抑郁症患者中 15% 的人有过自杀行为。根据世卫组织公布的数据，自杀成功和自杀未遂的比例为1：20，至少 95% 的自杀者可以通过提前心理干预或是及时的抢救避免出现不良结局。因此，早期发现自身的心理问题是避免病情加深的最重要方式。如果发现抑郁症患者有自杀倾向，就要及时带他向精神科医生求助，早期诊断和及时治疗常常可以避免发生可怕的后果。病患有明显的自杀倾向时，光靠心理安慰和劝说是不够的，积极的药物治疗非常重要。

如何关心抑郁症人群？

对抑郁症，医学上已有一套有效的治疗体系，80% 的抑郁症患者可以通过治疗康复，但不容忽视的是，出院以后，社会功能的恢复是抑郁症患者进入正常生活的另一道坎。当治愈的患者回到曾经的生活环境，需要把原有的价值观推倒重来，减少抑郁情绪的来源，在以后漫长的时间里防止复发。这不仅需要医生，还需要家属和社会组成的"治疗联盟"。简单说，比抑郁症更可怕的，是人们对它的无知、恐惧和逃避。而家人和朋友需要做的就是拒绝歧视，给患者理解和关爱。

如果身边有朋友或家人患上抑郁症，我们该如何表达对他们的关心呢？因为抑郁症患者不喜欢主动谈及病情，而且非常敏感，所以在和他们相处时，你首先要把他当作普通人来对待，我们可以带他读读书、聊聊天、吃吃饭、散散步、晒晒太阳，参加一些不涉及激烈运动或是竞技性质的活动（因为很多抗抑郁药具有镇静作用，会极大削减患者的体力，而竞技性质的活动，容易让失败者感到沮丧）。如果他不想说话，那就静静地陪着，不要逼他说话。

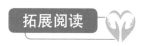

微笑抑郁症

乔任梁留在朋友圈和大众面前的都是他阳光、帅气和正能量的照片和剧照，很难把他和抑郁症联系起来。而随着乔任梁自杀新闻的发布，朋友圈中有人贴出"微笑抑郁症"的说法。微信公众号（Know Yourself）中这样定义：微笑抑郁（smiling depression）并不是一种精神疾病的诊断类别——它是一类抑郁症患者对自己病情的反应模式。在贝弗利山（Beverly Hills）私人执业的临床心理学家利塔·拉贝恩（Rita Labeaune）将其形容为"在他人面前表现得很开心，内在却承受着抑郁的症状"。虽然他们看起来在笑，但实际上每天都在低落的情绪中挣扎。

这样看来，乔任梁的表现很像微笑抑郁症：在众人面前，他是阳光帅气正能量，充满微笑的大男孩；但是在人后，他承受了令人窒息的抑郁症痛楚。"总是那些看不见的伤痕更深更疼"。像这样在人前总是微笑，但在独处的时候舔舐伤口的乔任梁真是让人心疼。

28岁年轻的生命就此消逝，一颗流星划过，带走了一个灿烂的灵魂，生命的绚丽从此寂灭。正如他参演的电视剧《锦绣缘之华丽冒险》插曲《轻轻》中唱的那样：我轻轻地来，感受着我真实的存在；我轻轻地走，不带走世间一丝尘埃……

9

《兔兔之神奇蘑菇》与
千奇百怪的蘑菇

一部小朋友喜欢的动画片《兔兔之神奇蘑菇》，描述了加兔梦见一颗可随意变化的神奇蘑菇，想什么就能变成什么。山羊老师也说他的祖先曾经到过一个生长着神奇蘑菇的世外桃源。为了寻找传说中的神奇蘑菇和世外桃源。兔兔一行人展开了一段奇妙之旅。一群人经历了艰难与险阻，如需要用心情交换水的沙漠驿站，强大的沙漠巨人等。最终被关入了沙漠地宫中，在这里又会有怎样的困难和抉择等待着他们……

蘑菇也有好坏

今天我们聊的主人公便是蘑菇，又名蕈，属于真菌植物家族。它们体内富含各种氨基酸、植物蛋白及维生素等各种营养成分，具有提高免疫力、镇静、镇痛、止咳化痰和抗肿瘤等功效，是人们餐桌上的一道美食。但是蘑菇也不是所有的种类都可以被人类食用。也就是说，蘑菇有好也有坏。一些"坏"蘑菇含有毒素，会导致人中毒，让我们一起来认识下它们。

1. 鹿花菌（毒）vs 羊肚菌（食）

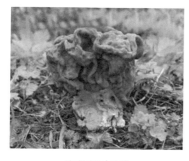

鹿花菌（毒）

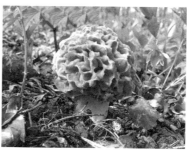

圆顶羊肚菌（食）

2. 鳞柄白毒鹅膏（毒）vs 白林蘑菇（食）

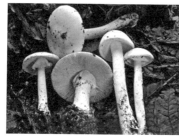

鳞柄白毒鹅膏（毒）

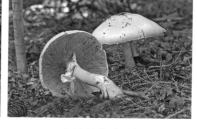

白林蘑菇（食）

3. 簇生花边伞（剧毒）vs 光帽鳞伞（滑菇）（食）

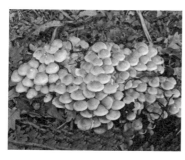

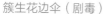

簇生花边伞（剧毒）

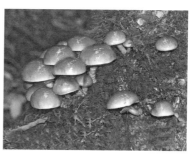

光帽鳞伞（滑菇）（食）

4. 黄裙竹荪（毒）vs 长裙竹荪（食）

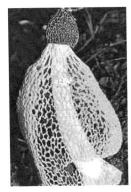
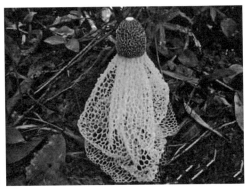

黄裙竹荪（毒）　　　　　　长裙竹荪（食）

　　以上只是蘑菇中比较出名的几个。它们之间谁有毒，谁无毒也没有绝对的界限，譬如有种蘑菇叫牛肝菌，通常被认为可食用，但大多数也有一定的毒性，只是一次食用量不多，可能只会导致腹泻。而仅用观察外表的方法来分辨是否有毒更是没谱，但一般越是漂亮的蘑菇可能毒性越大。还有，有些蘑菇毒性剧烈，误食后会有生命危险，须特别注意。

对于人类的警示

　　食用蘑菇，特别是野生蘑菇中毒的原因主要有 3 方面：误食有毒菌类，烹饪时部分蘑菇没有炒熟，以及食用了被污染的野生蘑菇。

　　食用蘑菇后，如果出现以下 4 种表现，一定要当心是否食物中毒。

　　1. 胃肠炎

　　几乎所有的毒蕈（毒蘑菇）中毒首先表现为轻重不等的

胃肠炎。致严重胃肠炎的毒蕈有毒粉褶菌、小毒蝇菇和白黄粘盖牛肝菌等。

一般症状出现在食用后 0.5～2 h 内。表现为恶心、呕吐、腹痛、剧烈腹泻、头晕和头痛，严重者可伴有消化道出血，继发脱水，甚至休克等。

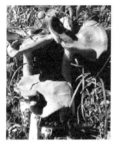
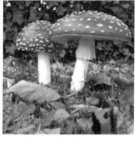
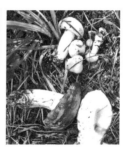

毒粉褶菌　　　　　　小毒蝇菇　　　　　　白黄粘盖牛肝菌

2.神经精神症状

常由误食毒蝇伞、豹斑毒伞、网孢牛肝菌和光盖伞素等所引起。

一般症状出现在食用后 1～6 h 内。表现除胃肠炎外，尚有多汗、流涎、流泪和瞳孔缩小等。少数病情严重者可出现头

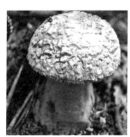
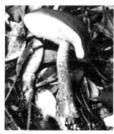
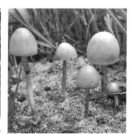

豹斑毒伞　　　　　　网孢牛肝菌　　　　　　光盖伞素

昏、谵妄、幻觉、惊厥、抽搐、昏迷、呼吸抑制等表现，甚至被迫害妄想，以致自杀或杀人行为。

3. 溶血

常由误食鹿花蕈、纹缘毒伞等所引起。

一般症状出现在食用后 6～12 h 后。表现除胃肠道症状外，有溶血性贫血、黄疸、血红蛋白尿和肝脾肿大等，严重者导致急性肾衰竭。部分病例出现血小板减少，皮肤紫癜，甚至呕血或便血等。

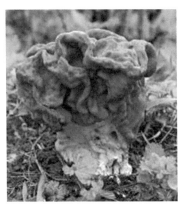 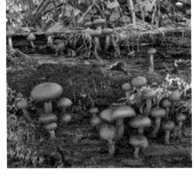

鹿花菌   纹缘毒伞

4. 中毒性肝炎

常由误食毒伞、白毒伞、鳞柄毒伞所引起，其所含毒素不容易被一般烹调所破坏。

一般症状出现在食用后 6～48 h 内，表现为肝大、黄疸和肝功能亢进，严重者伴全身出血倾向，常并发肝性脑病，还可发生中毒性心肌炎、中毒性脑病或肾损害等，导致相关器官不同程度的功能障碍。这种情况病情凶险，如无积极治疗死亡率在 50%～90%。

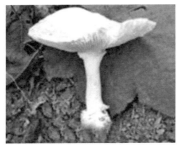

致命白毒伞

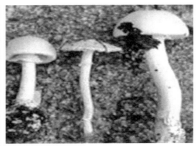

鳞柄白毒伞

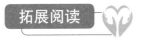

学点医学知识

如果进食蘑菇后出现不适或误食毒蕈应该首先第一时间携带菌菇样品，尽快就医；确认食用菌菇与发病之间的时间间隔；神志清醒者及时催吐。

毒蕈中毒的常用救治方法如下。

1. 清除尚未吸收的毒物

催吐：神志清醒者及时催吐，让中毒者大量饮用温开水或稀盐水，然后可用筷子或压舌板刺激咽部，促使呕吐，以减少毒素的吸收。

洗胃：洗胃越早越好，一般在摄入毒物 4～6 h 内洗胃效果最好。洗胃一般采用微温开水和生理盐水，洗胃后可灌入活性炭为吸附剂或用蛋清等以吸附毒物。

导泻：为清除肠道停留的毒物，可用 10% 硫酸镁口服，进行导泻，还可使用甘露醇作为导泻剂，特别是灌入活性炭后，更能增加未吸收毒物的排出效果。

灌肠：对未发生腹泻的患者可用盐水或肥皂水高位灌肠。每次 200～300 ml，连续 2～3 次。

2. 血液净化疗法

血液净化治疗毒蕈中毒，疗效可靠，且可治疗并发的急性肾功能不全和水、电解质、酸碱平衡失调。对于中重型中毒患者应尽早采用血液净化疗法。

3. 解毒剂治疗

阿托品适用于毒蕈中毒，出现相应状者应早期使用；巯基络合剂对肝损害型毒蕈中毒有一定疗效；细胞色素 C 可降低毒素与蛋白结合，加速毒素清除。

4. 对症与支持治疗

积极纠正水、电解质及酸碱平衡紊乱，利尿促使毒物排出；对有肝损害者给予保肝支持治疗；肾上腺皮质激素对急性溶血、中毒性肝损害、中毒性心肌炎等有一定治疗作用；出血明显者宜输新鲜血或血浆、补充必需的凝血因子。

注意事项

1. 对不认识的野蘑菇或对是否有毒把握不大的野蘑菇，不要贸然采摘食用。

2. 对过于幼小、过于老熟或已霉烂或过于鲜艳的野蘑菇，不宜采食。

3. 不要轻易食用市场上卖的野蘑菇，尤其是自己没吃过或不认识的蘑菇。

4. 有些毒蘑菇中的毒素与乙醇反应会加重中毒，所以，进食蘑菇时最好不要饮酒。

5. 烹调加工野蘑菇时，蘑菇经洗净后，最好先在沸水中煮 3～5 min，弃汤后再炒熟煮透。

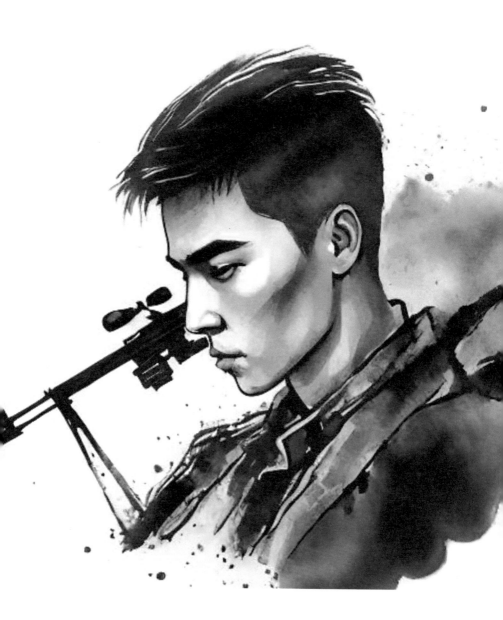

10

电影《美国狙击手》主角的
血压怎么了？

电影《美国狙击手》的主人公克里斯是一名优秀的海豹突击队狙击手，长期的战斗使他的血压会突然升高。他退役回家以后，血压依然高。一次，在医院测血压时，他的血压为170/110 mmHg。医生告诉克里斯他的血压相当于喝了14杯咖啡测试的水平。其实，这是战争带来的创伤。

什么是血压？

我们每次测量血压，都会得到两个数值，老百姓熟悉的名字是高压和低压，而医生称这两个数值为收缩压和舒张压。很多人都知道，血压不能超过140/90 mmHg，一旦长期高于这个数，就是高血压病，如果不服用药物控制，高血压对身体其他器官的损伤就随之而来。很多高血压患者量了血压以后如发现数值略高，就会回忆这是因为昨晚没睡好呢，是因为喝酒了呢，还是因为刚运动回来。患者会纳闷血压怎么就高了。尤其若高压达到了160 mmHg或170 mmHg甚至更高的时候，患者就更紧张了，自己这是怎么了？血压短时间升高往往与降压药用量不足关系更大。如果紧张情绪平复且用药后血压还未下降至正常值，一定要及时找医生诊治。

实际上，大家一般只关注高压的数值，却经常忽视低压，如果测量出的血压是 120/100 mmHg，很多人会觉得自己血压很正常，一点也不高，但其实低压 100 mmHg 同样是高的。有的人只有高压高，有的人只有低压高，临床实践中，不管哪一项高，都叫高血压。那到底高压高危险还是低压高危险呢？

血压过高或过低都有危险

其实，高压、低压哪个高都危险，只是危害程度不一样。心脏跳动是一下一下地收缩和舒张的，收缩的时候，泵出来的血液形成的压力就是高压，舒张的时候，血管壁向内的压力就是低压。高、低压之间的差距影响因素很多，主要取决于血管弹性的好坏，一定范围内，弹性越好，差别越小；反之，弹性越差，差别越大。老年人大动脉硬化，对血压的缓冲能力下降，导致压差增大，即高压升高，低压不变或反而变低。

高压高而低压不高常见于老年人，这种情况较容易出现脑出血等问题，因为老年人动脉硬化，高压高易导致血管内膜损伤，甚至形成微血管瘤，一旦有了血压波动就容易出现血管破裂出血，致残、致死可能性大，危害很大。

低压高多见于年轻人，不加控制可能会出现肾损伤等问题。肾脏和血压之间的关系十分密切，肾脏损伤后血压更容易控制不住，形成恶性循环。低压很高的患者若长时间不加控制、不管不问，可导致肾脏萎缩，引起肾功能不全，如果还不吃药将血压降下来，最终可能会发展成尿毒症。

中青年的血压升高主要是工作紧张，压力大，不良生活习惯，生活不规律，体力活动减少，超重或肥胖等因素使交感神经兴奋、中、小动脉收缩，交感神经兴奋导致肾脏分泌收缩血管的物质增多，使各器官、组织的血管进一步收缩，引起低压升高，尤其是肾脏血管的收缩更明显，久而久之，会引起肾脏萎缩，肾功能减退，甚至肾功能衰竭。其他脏器由于局部血管收缩也会影响其脏器的功能。而电影《美国狙击手》主人公的高血压就是长期紧张造成的。

　　低压每升高 5 mmHg，高压每升高 10 mmHg，对身体的危害是相似的，所以只控制好高压是不行的，也要控制好低压，详细地记录血压变化情况，遵医嘱服用药物。

11

电影《回光奏鸣曲》与
围绝经期抑郁

　　《回光奏鸣曲》是由钱翔执导，陈湘琪与东明相领衔主演的一部文艺电影。该片主要讲述了独居在台湾高雄家中的玲子（陈湘琪饰）正面临更年期，如何填补自己的空虚以及找到受困人生出口的故事。95 min 的电影，有对白的场景很少，而8～9成的戏份都是玲子的独角戏，但依赖她的肢体动作去表达感情，几乎没有高潮起伏，利用很有意象的生活片段去呈现一个被生活"囚禁"的台湾典型家庭妇女——丈夫到内地工作，一直联络不到，女儿长大离家，则长时间要到医院照顾她的奶奶。可以说，这反映了很多处于更年期女性的心理状态，医学上称为"围绝经期抑郁"。

什么是"围绝经期"？

　　根据世界卫生组织的定义，围绝经期是指绝经前到绝经后 12 个月的一段时间，出现与绝经有关的内分泌、生物学改变及临床特征。其实，按照我国老百姓通俗的说法，围绝经期就是更年期，一般发生于 40～60 岁，是指妇女从性成熟期逐渐进入到老年期的一段过渡时期，即从卵巢功能开始衰退到完全停止的阶段。在此期间最突出的表现是绝经。

围绝经期和神经精神症状有什么关系？

在围绝经期，由于卵巢功能衰退所导致的性激素急剧改变，以及社交、生活压力等心理社会因素的综合影响，许多妇女会出现潮热、盗汗、躯体感觉异常、疼痛、睡眠障碍、情绪改变、记忆力下降和工作能力下降等症状。这些症状可能在女性最后一次月经期前的许多年开始出现，并持续10年以上。据国外临床研究调查，围绝经期女性的抑郁、焦虑症状评分明显升高，国内研究也表明围绝经期女性更容易患上抑郁症。

围绝经期女性好发抑郁的原因有哪些？

围绝经期女性好发抑郁的主要原因包括生物、心理、社会因素，可归结为以下2点。

（一）生物因素

1. 国内外研究表明，雌激素水平明显下降或雌激素的高水平波动都可能是围绝经期抑郁发作的生物因素。

2. 围绝经期妇女慢性躯体疾病增多，其诊治过程也易诱发抑郁症。

3. 多米诺学说认为，围绝经期综合征的一系列症状（如潮热、盗汗、睡眠障碍、性欲低下、阴道干涩、性交困难和疼痛、性生活不满意等）以及由此引发的夫妻不和等，可进而诱发抑郁。

4. 既往抑郁症病史者，围绝经期也易复发。

电影中玲子情绪低落、乏力、食欲不佳等表现就是抑郁症的典型症状。

（二）社会心理因素

围绝经期女性常面临退休后角色变化、子女结婚离家、夫妻感情变化与亲人丧失等问题，心理状态随之发生变化，可出现失落感，并引起无助、失望甚至绝望。当症状严重时可导致抑郁心境，不愿参加社会活动，认为自己毫无价值，进而发展为抑郁症。

围绝经期抑郁症的治疗方法

围绝经期抑郁症的治疗方法主要包括药物治疗和心理治疗。

1. 药物治疗：国内外研究中涉及的治疗方案主要包括抗抑郁药物治疗、性激素补充治疗（hormone replacement therapy，HRT）及抗抑郁药联合 HRT 治疗。其中，HRT 是一种较为前沿的治疗方案。有报道显示，抗抑郁药联合 HRT 对围绝经期抑郁症的治疗效果明显，其疗效优于单药治疗疗效的 2 倍。大多数研究结果都不支持单独使用 HRT 治疗重度抑郁。并且由于其抗抑郁机制不明确，药物使用剂量、持续时间以及如何与其他抗抑郁药物联用等问题均有待研究。因此关于 HRT 是否应当用于围绝经期抑郁症治疗这一问题，目前临床上仍有争议，并且无指南推荐。目前临床针对围绝经期抑郁症的药物治疗仍以抗抑郁药物为主。

2. 心理治疗：主要包括认知行为治疗、家庭治疗、婚姻治疗、人际心理治疗等。

　　尽管围绝经期女性好发抑郁、焦虑等情绪问题，但并不是每个人都会发展为抑郁症或焦虑症。如果能够保持乐观的生活态度，广泛培养兴趣，适当锻炼身体，多与家人或朋友倾诉，遇到难以解决的情绪或躯体问题及时寻求医生的帮助，顺利度过围绝经期就不是难事！

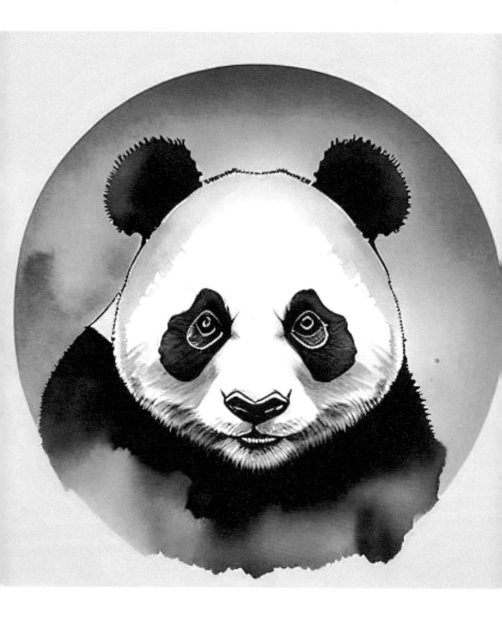

12

《羞羞的铁拳》里的"熊猫眼"

喜剧电影《羞羞的铁拳》里有一个桥段：沈腾扮演的师傅让 2 个徒弟和鹰比耐力。2 个徒弟也很尽力，不眠不休，都熬成熊猫眼了，鹰却啥事都没有！

"熊猫眼"是怎么回事？

"熊猫眼"，即黑眼圈，多因过度疲劳、长期熬夜、精神压力大或情绪波动而形成，会随着年龄的增大而逐渐明显、难以消退。

对于怀揣理想、砥砺前行、时刻以"生命不息、奋斗不止"为座右铭的现代年轻人，生活不只有梦想，还有熬夜和黑眼圈。学生熬夜写作业，科学家熬夜做实验，医生熬夜值班，演员熬夜拍戏……通宵达旦、彻夜未眠都已是司空见惯的社会现象。黑眼圈并不是普通人的"专利"，镁光灯下颜值巅峰、耀眼靓丽的明星亦难逃脱黑眼圈的宿命。

"熊猫眼"的分类

虽然黑眼圈对人体生理机能的影响不甚显著，但会给旁人留下宿醉、疲惫、抑郁、萎靡等印象，对于学习、工作和生活可能造成不必要的困扰。

看似寻常、司空见惯的黑眼圈，其实大有学问，医学上分为以下 3 类。

1. 色素性黑眼圈：临床上最为常见的类型，以眼眶周棕灰色弧形皮肤为表现，伴随熬夜、疲惫而加重。此类型黑眼圈的特点为当牵拉下眼睑的皮肤时，棕灰色的色沉区会随之伸展，但不会变淡。长期日光暴晒、眼部外伤、手术等因素都会导致色素性黑眼圈。

2. 血管性黑眼圈：以下眼睑内侧皮肤紫色，伴突显的蓝色血管为临床表现。此类型是由于眼睑部皮肤极薄、缺乏皮下脂肪，使得局部血管极易显现所致。

3. 结构性黑眼圈：泪沟形成、眼部浮肿或下眼睑皮肤松弛等都会导致此类黑眼圈的形成。随着年龄的增长、日光暴晒，原本松弛的眼周皮肤会在下眼睑形成黑色阴影样外观，晨起、夜间睡眠时表现明显。

黑眼圈是多种因素作用下，日积月累的产物，真皮下黑色素沉积、眼睑松弛浮肿、局部皮肤干燥等因素都会诱发和加重黑眼圈。

"熊猫眼"的治疗

黑眼圈的治疗需根据所属类型量身定制。因为色素性、血管性、结构性 3 种类型的黑眼圈形成原因不同、临床表现有差异，故在治疗原则上亦各不相同。色素性黑眼圈以局部色素脱失为治则，可使用含有氢醌、维 A 酸的乳膏或采用激光治疗等医美手段来消除；血管性黑眼圈以去除眼睑处显露的血管为治疗方法，可以通过涂抹含有维生素 K 与维生素 E 的护肤品以及激光治疗；结构性黑眼圈以改善异常皮肤结构为治疗方法，可以借助自体脂肪移植等手段来改善。

"熊猫眼"的预防

古人曰："上医治未病"。"未病先防，防微杜渐"才是明智之举。

1. 作息起居规律，保证充足睡眠，远离烟酒。

2. 注意用眼卫生，避免用眼疲劳，定时做眼保健操放松眼睛。

3. 保持平衡膳食，摄入足量的维生素 A 和维生素 C，改善眼周血液循环。

4. 加强眼部皮肤保湿，选取合适的眼霜，配合正确的按摩手法，减少眼周细纹。

5. 热敷眼周，可在工作间隙或每晚睡前 10 min，以熟鸡蛋剥壳或蒸汽眼罩热敷眼部后，配合按摩四白穴、睛明穴和太阳穴，帮助舒缓眼部肌肉、减少色素沉着。

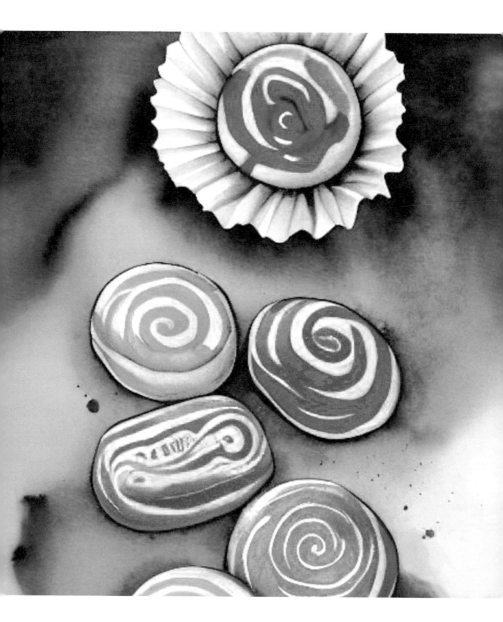

13

纪录片《一部关于糖的电影》与
血糖解惑

一般人都是因为穷而吃不饱，但为什么在美国很多人因为穷而肥胖？从美国纪录片《一部关于糖的电影》（*That Suger Film*），可以大概了解一些背后的原因。社会高度产业化之后，食品行业由农业转为工业，大公司利益和公众利益之间的相互拉扯，食品大公司在市场几乎处于垄断地位，触角深入到学校，美国校园中的食物有七成都是由快餐和垃圾食品组成，汉堡、薯条、芝士比萨和碳酸饮料是中小学生的日常早午餐。高糖食品产业又在政策和文化上对市场进行洗脑，导致了美国越来越低龄化的肥胖趋势。

真是甜蜜的负担！期待一场食品革命，又谈何容易，人们因为食品健康，安全问题而发问，整部影片可能有些片面，影片将矛头主要指向了政府和大公司，政府对于食品大公司的放任，和食物教育的缺失，但似乎回避了人的因素。另外，虽然运用动画生动形象地展示了一些有利的证据，但可惜逻辑上的阐述并不是很清楚。不管怎样，在美国的社会环境中，维护公众利益的创作团队应该是值得尊重的。

那么，在医学上，血糖到底起何作用？过高或过低有什

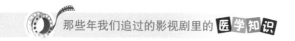

么危害呢？

什么是血糖？

简单来说，血糖是指血液中的葡萄糖浓度。通常健康人空腹血糖的浓度维持在 3.9～6.1 mmol/L。血糖浓度过低（低于 3.3 mmol/L）时，人容易出现头晕、倦怠无力、心悸等低血糖症状；血糖浓度过高（高于 7.8 mmol/L）时，特别是长期的高血糖和尿糖（尿中葡萄糖检测呈阳性）时，人容易患上糖尿病。

尿里也有糖

正常人 24 h 可经尿排出微量的葡萄糖，常规尿糖检测时为阴性。当血糖浓度高于 8.9～10 mmol/L 时，超过了肾小管的重吸收能力，就会出现糖尿，这一血糖浓度被称为肾糖阈，这时候尿糖试验结果为阳性。尿糖阳性以糖尿病最常见，因胰岛素分泌相对或绝对不足，使体内各组织对葡萄糖利用率降低，血糖升高，超过肾糖阈即出现糖尿。因此尿糖试验结果可以作为糖尿病严重程度及疗效检测的参考指标。需要注意的是，尿糖阳性可作为诊断糖尿病的重要线索，但不能作为诊断依据，这是由诸多因素造成的，比如，妊娠期女性肾糖阈值低于正常人，无高血糖时也会出现暂时性糖尿。同样，尿糖阴性也不能作为排除糖尿病的依据。

怎么看化验单上的血糖检测结果？

血糖测定包括空腹血糖和随机血糖 2 种。空腹血糖高于

6.1～7 mmol/L，称为高血糖。化验单上的血糖检测结果是确诊糖尿病的重要依据。空腹血糖持续高于正常范围，并伴有糖尿，结合一些临床症状，比如多饮、多食、多尿和体重减轻（医学上俗称"三多一少"）等，就可以初步诊断为糖尿病了。那么，仅凭一次空腹血糖升高的检测结果，能说是得了糖尿病吗？当然不能。这需要到医院做进一步检查，结合临床症状，才能做出诊断。

糖尿病的诊断标准是什么？

我国目前采用 WHO（1999 年）糖尿病的诊断标准。

诊 断 标 准	静脉血浆葡萄糖水平（mmol/L）
糖尿病症状（高血糖导致的多饮、多食、多尿，体重下降、皮肤瘙痒、视力模糊等急性代谢紊乱表现）加随机血糖	≥ 11.1
空腹血糖	≥ 7.0
餐后 2 h 血糖（无糖尿病症状者需另日重复检查复核）	≥ 11.1

这个诊断标准中的血糖是对静脉血浆的葡萄糖含量的检测结果，不是毛细血管血（手指尖采血）中葡萄糖糖含量的检测结果。

为什么要测 2 次血糖？

口服葡萄糖耐量试验，是诊断糖尿病的检查项目之一。它是一种葡萄糖负荷试验，根据 2 次血糖检测结果，了解身体对葡萄糖的调节能力。通常是在清晨空腹抽血后，将无水葡萄糖粉 75 g 溶解于 300 ml 水中，被检测者 5 min 之内服完。服完后 2 h 取血 1 次，测定血糖浓度。根据检测的血糖浓度和对应时间点绘制糖耐量曲线。该试验主要用于诊断症状不明显或血糖升高不明显的可疑糖尿病患者。

参考区间（成人）：空腹血糖 < 7.0 mmol/L；2 h 血糖 < 11.1 mmol/L。

糖尿病患者空腹血糖往往超过正常，服糖后血糖更高，恢复至空腹血糖水平的时间延长。

糖化血红蛋白又是什么

糖化血红蛋白（GHb）是血中葡萄糖与红细胞血红蛋白相结合的产物，其中 HbA1c 含量最多，因此多用 HbA1c 含量来表示糖化血红蛋白。HbA1c 含量可用于评价糖尿病患者的血糖浓度控制情况，反映过去 6～8 周的平均血糖浓度。大量研究表明，血糖控制良好，则 HbA1c 保持正常或接近正常，糖尿病慢性并发症的发生和发展也较慢。现在世界卫生组织（WHO）及美国权威学术团体均把 HbA1c ≥ 6.5% 作为糖尿病诊断标准之一。

参考值区间（成人）：HbA1（%）5%～8%；HbA1c（%）3.6%～6%（HPLC 法）。糖尿病患者可达到 15%～18%。

警惕低血糖

血糖是为人们活动提供能量的直接供能物质，人的任何活动都离不开它，就像汽车要跑起来离不开汽油一样。血糖浓度低于 3.3 mmol/L 时可能会出现低血糖症状，血糖浓度太低会直接使机体组织细胞发生严重的损害，特别是脑组织，还可诱发其他严重疾病，如急性心肌梗死等。所以一定要吃早饭！人体经过一夜的睡眠，体内的营养已消耗殆尽，血糖浓度处于偏低状态，不吃早餐，不能及时充分地补充血糖浓度，上午就会出现头晕、四肢无力、精神不振等症状，甚至出现低血糖休克。

14

电视剧《母亲》与淌血的血友病

通常一个人手上的皮肤被划破后，出血很快会停止，而得了血友病的人却会出血不止。电视剧《母亲》是一部以1976年以后20年社会变化为背景，以一家五口相濡以沫血缘亲情为内容，以亘古不变撼人心魄的伟大母爱为情链的长篇电视连续剧。这是中国大陆第一部描写血友病患者及血友病家庭的电视连续剧。

何谓血友病？

血友病为一组遗传性凝血功能障碍的出血性疾病，其共同的特征是活性凝血活酶生成障碍，凝血时间延长，患者终身具有轻微创伤后出血倾向，重症患者没有明显外伤也可发生自发性出血。分为3类：血友病A（血友病甲），即因子Ⅷ缺乏症；血友病B（血友病乙），即因子Ⅸ缺乏症；血友病C（血友病丙），即因子Ⅺ缺乏症。该病发病率较低，一般为（1～9）/100 000。

血友病有哪些表现？

出血是本病最重要的临床表现，血友病患者终身有自发性的出血倾向，有一些患者会在轻微损伤或手术后出现长时间血流不止的情况，就像电视剧《母亲》血友病患者手上的皮肤被划破后，一直出血。重型血友病可在出生后立即发病，而轻者发病时间稍晚。

血友病如何防治？

1. 一般止血治疗：可以使用一般止血药物等。对于严重的出血导致的关节以及肌肉血肿，则宜用沙袋或者绷带加压包扎等局部压迫和冷敷止血。

2. 替代治疗：是治疗血友病的最有效方法，对于不同类型的血友病患者补充相应的凝血因子，可以起到良好疗效。新药艾美赛珠单抗是重组人源化双特异性抗体，其机制是通过桥接活化的凝血因子Ⅸ和凝血因子Ⅹ，从而恢复血友病 A 患者的凝血过程。但这样的治疗需长期进行，费用昂贵。

3. 外科手术治疗：有关节出血者需要进行替代治疗，同时予以固定及理疗等处理。对一些反复关节出血而导致关节强直及畸形的患者，允许在补充足量凝血因子的前提下，对其施行关节成型或人工关节置换术。

4. 其他治疗：譬如通过基因疗法，能让患者体内表达足够量的凝血因子，目前此类治疗正在研究中，动物试验中取得初步成功，但用于临床尚需时日。

血友病是种遗传性疾病，常见的遗传模式是隔代遗传：从父亲那里获得发病基因的女性为携带者不会发病，然后将致病基因遗传给下一代男性。如果男性血友病患者跟正常女子结

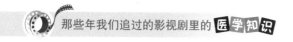

婚，所生儿子均为正常人，而女儿则全部都是血友病基因携带者。一旦这些携带者女子与正常男子结婚，所生儿子中半数为血友病患者，而女儿半数为血友病基因携带者。对于有血友病家族史的家庭，务必婚前进行染色体检查、孕后予胎儿基因检测，这样可以最大程度上降低生出"血友宝宝"的概率。

15

儿童食物中毒与诺如病毒

这是电视剧《外科风云》里的一个桥段：幼儿园食物中毒，孩子上吐下泻，医院人满为患……

现实生活中，2017年2月22日上海闵行幼儿园数十名儿童呕吐事件中，从幼儿呕吐物中检出诺如病毒。无独有偶，上海崇明在之前一天的群体性学生食物中毒，亦是诺如病毒引起。

为什么都是诺如病毒？诺如病毒到底是什么？

好发于冬春季节的疾病

诺如病毒这个名字虽然听起来有点吓人，其实它只是一种常见病毒，并不是一种新型病毒。通常感染后48 h以内，患者就会出现呕吐、腹泻等急性胃肠炎症状，以呕吐症状更多见。冬春季节更是诺如病毒暴发流行的高发季节，也被称为"冬季呕吐病"。因为非常容易污染食物，在美国，诺如病毒引起了50%的食源性疾病。它也是引起腹泻暴发疫情的最主要病原。

这几年冬春季节，诺如病毒就没消停过。浙江、广东、福建等地已经出现了多起聚集性的暴发疫情，幼儿园、学校、养老院、医院、大型游轮是重灾区。

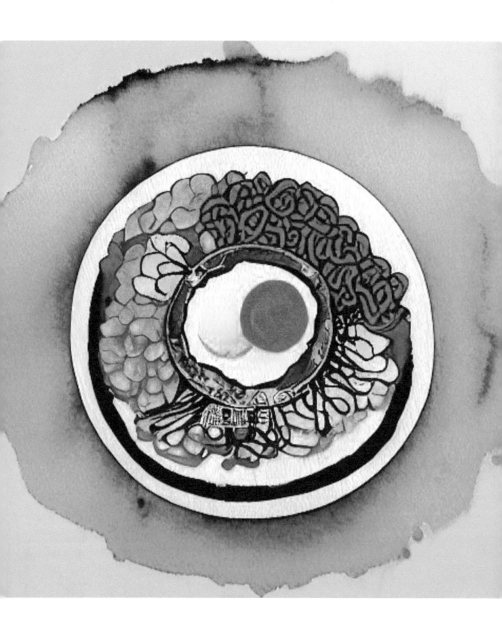

感染性极强

这是一种感染性极强的病毒，只需要数十个病毒粒子就可以致病。而一次呕吐就可以排出数以亿计的病毒粒子。病毒可以通过气溶胶在空气中弥散，造成聚集性的疫情暴发。曾经在深圳一家幼儿园里，仅仅因为一个患病孩子的呕吐，造成了全班十几个孩子的感染。

由于这种病毒感染力极强，普通的清理方法是错误的。如果家中有人感染了诺如病毒，呕吐或腹泻后，记得按照正确的方法及时对被污染的家具、地板和衣服进行消毒——先洒上如"84"这类含氯的消毒液，用纸巾、抹布等遮盖物覆盖30 min，再行清理。这时候，医用酒精无效。

没有特效防治方法

感染诺如病毒之后没有特效药物的。感染诺如病毒之后，患者会出现呕吐和腹泻。有时候我们会自行服用抗生素治疗，这是错误的方法。抗生素对诺如病毒是无效的，只会造成抗生素的滥用。

好在它是一种自愈性的疾病，像普通感冒一样。只需要进行对症治疗即可，如果腹泻就止泻，发烧就退烧。在症状不算严重的情况下，可以让患者待在家中，通过口服补液纠正脱水和电解质紊乱，以及进行休息、饮食调理等对症处理即可。

老人、婴幼儿及患有基础性疾病的人发生严重并发症的风险较高，需特别关注。当症状严重时，比如剧烈地呕吐和腹泻至脱水，就该去医院了。

诺如病毒极容易变异，哪怕你已经感染过这种病毒，仍然还是有可能再次被感染。另一个坏消息是，目前还没有针对它的疫苗上市，目前美国有几家公司在进行疫苗的研发，但上市尚需时日。

我们能做什么？

面对这样桀骜不驯的病毒，我们就一点没有办法了吗？

答案是否定的。中国疾病预防控制中心的权威建议是：个人卫生、食品卫生和饮水卫生是预防的关键。我们要注意个人卫生，勤洗手；不吃生冷食品和未煮熟煮透的食物；尽量避免与他人共用餐具。

相信通过我们大家的努力，培养良好的生活习惯，一起向诺如病毒，say goodbye。

常见疾病篇

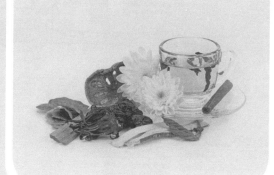

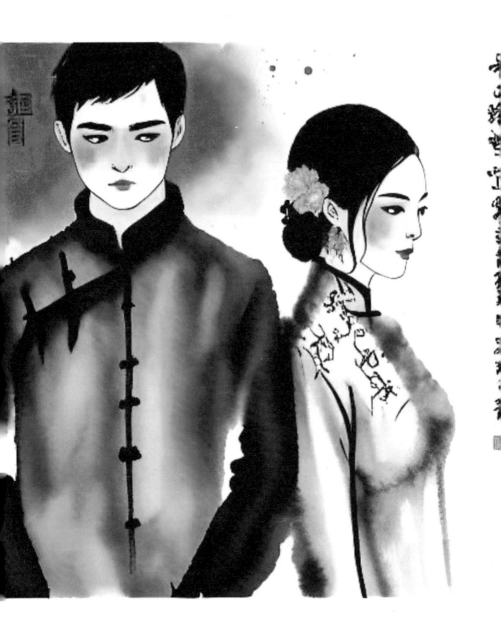

《爱情与灵药》中让人
行动迟缓的帕金森病

《爱情与灵药》是一部由爱德华·兹威克执导的影片，电影描述了安妮·海瑟薇扮演的玛姬·默多克是一个拥有着迷人的魅力且过着自由自在生活的快乐女孩，但她同时也是一位帕金森病患者。她遇到了在各个方面都足以与自己匹配的药品经销商，由杰克·吉伦哈尔扮演的杰米·兰德尔。杰米不屈不挠以及自身的吸引力，让他在女人堆里无往不利，也使得他能在竞争激烈且异常残酷的药剂交易世界中生存下来。

令玛吉和杰米想象不到的是，他们竟然会在短暂激情之后发展出了更加深层且复杂的恋爱关系，随着两人越来越亲近，感情也越来越深厚，他们意识到两个人已经深受最后的"灵药"——爱情的深刻影响……

何谓帕金森病？

话说回来，影片中提及的帕金森病是一种常见的神经变性疾病，年龄老化是其发病的危险因素之一。平均发病年龄为60岁，40岁以下起病的青年帕金森病较少见，像电影里玛姬·默多克这样的年轻病人现实生活中不多。导致这一疾病的确切病因仍不清楚，遗传因素、年龄老化、环境因素与氧化应激等均可能参与其中。

帕金森病有何表现？

帕金森病起病隐匿，进展缓慢，表现为行动迟缓、肢体僵硬、肢体震颤和姿势步态异常等运动症状，同时可伴有嗅觉减退、便秘和睡眠障碍等非运动症状。70%的患者以震颤为首发症状，多始于一侧上肢远端，静止时出现或明显，随意运动时减轻或停止，精神紧张时加剧，入睡后消失。手部静止性震颤在行走时加重。

帕金森病如何防治？

对于帕金森病，目前尚无有效的治愈方法，早期药物干预，可延缓疾病进展。发病初期，药物治疗具有一定作用，可部分改善患者生活质量。终末期患者，由于对药物反应性差，可能会出现全身僵硬，生活不能自理，甚至长期卧床等表现，最终死于感染等并发症。

帕金森病的病因至今不明，因而没有很好的预防方法。但是我们可以根据身体的一些异常表现来做早期判断，比如在出现上述非运动症状表现的同时，伴有行动迟缓等运动症状情况下，我们就要提高警惕了。

帕金森病预后怎样？

帕金森病是一种慢性进展性疾病，具有高度异质性。不同患者疾病进展的速度不同。早期患者通过药物治疗多可很好地控制症状，至疾病中期虽然药物仍有一定的作用，但常因运动并发症的出现导致生活质量的下降。疾病晚期，由于患者对药物反应差，症状不能得到控制，患者可出现全身僵硬，生活不能自理，甚至长期卧床，最终多死于肺炎等并发症。

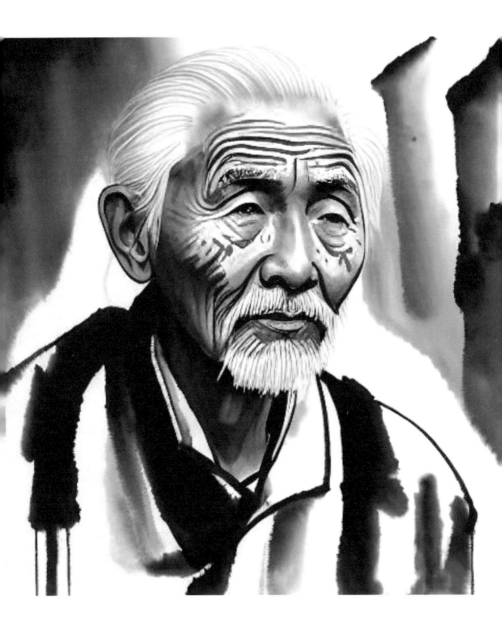

关于贫血不得不说的事

2013 年日本导演加藤麻矢的影片《贫血》上映，描述了徘徊在纸醉金迷的大都市夜晚的年轻女吸血鬼阿贝子，她因暂时找不到成年男性的鲜血而逐渐变得衰弱。另一个面无血色的吸血鬼伊吕波则坐在轮椅上寻找猎物。疲惫而劳累的她们，不经意间遇见了一对情侣，悲剧即将袭来……

何谓贫血？

影片是关于吸血鬼的故事，与我们有点距离，但现实生活中确实有一大群贫血患者亟需血液补充，那贫血是怎么回事？贫血指的是单位容积血液中红细胞计数或血红蛋白浓度低于正常值的现象。贫血一词并非一个具体的疾病名称，因为贫血可以由多种不同的病因引起。换句话说，贫血只不过是多种不同疾病都可能发生的一个常见症状。如果说某人罹患了贫血，其实并没有说清楚患的究竟是什么病，只是抓住了一个症状。中国患贫血的人口比例高于西方发达国家，患贫血的人群中，女性数量明显高于男性。

通常，临床上用血红蛋白浓度作为筛查贫血的实验室指标。我国成年男性血红蛋白浓度低于 120 g/L，成年女性低于

110 g/L，妊娠期妇女低于 100 g/L 时，均可以诊断为贫血。血红蛋白浓度越低，贫血也越严重，一般把血红蛋白浓度在 90 g/L以上的贫血称为轻度贫血，60～90 g/L 的贫血称为中度贫血，60 g/L 以下称为重度贫血，不足 30 g/L 的为极重度贫血。

根据患者血常规中的红细胞平均体积（mean corpuscular volume，MCV）及平均红细胞血红蛋白浓度（mean corpuscular hemoglobin concentration，MCHC），贫血可分为 3 类。

1. 大细胞性贫血：红细胞 MCV > 100 fl。此类贫血大多为正常色素型，如叶酸或维生素 B_{12} 缺乏引起的巨幼细胞贫血和贫血伴网织红细胞大量增多。

2. 正细胞正色素性贫血：红细胞 MCV 80～100 fl，MCHC 0.32～0.36 g/ml（32%～36%）。属于此类贫血者有再生障碍性贫血，多数溶血性贫血、急性失血后贫血及慢性系统性疾病（慢性炎症、感染、尿毒症、肝病、结缔组织病、恶性肿瘤、内分泌病等）伴发的贫血等。

3. 小细胞低色素性贫血：红细胞 MCV < 80 fl，MCHC < 0.32 g/ml（< 32%）。属于此类贫血者有缺铁性贫血、地中海贫血、铁粒幼细胞性贫血等。

贫血的常见原因有哪些？

引起贫血常见的原因可分为红细胞生成不足、破坏过多和失血 3 大类。

1. 红细胞生成不足：骨髓制造红细胞所需的原料缺乏或造血功能障碍都可引起红细胞生成不足。制造红细胞所需的主要原料有蛋白质、铁、维生素 B_{12} 和叶酸（维生素 B_9）等，这些原料的缺乏会使红细胞生成不足而发生贫血，临床上较为常见的是缺铁性贫血和由于叶酸、维生素 B_{12} 缺乏引起的营养性巨幼细胞贫血。骨髓造血干细胞受损致造血组织分化不足、造血能力低下，使红细胞生成不足而引起的贫血称再生障碍性贫血。白血病、淋巴瘤、多发性骨髓瘤或骨髓转移癌的患者，都会因正常造血组织受到破坏而发生贫血。

2. 红细胞破坏过多：当红细胞膜、红细胞内酶有内在缺陷，或者红细胞所处的内环境有理化或生物的破坏因素存在使红细胞破坏过多时，也会发生贫血。这类由红细胞破坏过多引起的贫血，统称为溶血性贫血。

3. 失血：就是由急性或长期慢性失血引起的贫血，统称为失血性贫血。

贫血有哪些症状？

由于贫血时血红蛋白减少，血液运输氧的能力降低，使全身组织和器官都有不同程度的缺氧，会引起全身各式各样的症状。最常见的症状是皮肤苍白，贫血患者往往会被家人发现脸色不好，皮肤苍白。最容易发现苍白的部位是口唇和眼结膜。早期的自觉症状还有疲乏、无力、头晕、耳鸣、记忆力减退、注意力不集中等。贫血时由于机体各组织的氧气需要，为了设法弥补因贫血引起的缺氧问题，机体会代偿性地加快呼吸和心跳速度，进而出现气短和心悸的症状，特别是在活动时，氧消耗增多，上述症状也会加重。如果贫血很严重，即使在休息时，患者也会感到气短、心悸。慢性严重贫血甚至会引起心脏扩大和心力衰竭。此外，贫血还可引起食欲缺乏、恶心、腹胀、月经失调、闭经和性欲减退等症状。需要注意的是，这些症状涉及的组织器官很多，但没有一个症状是贫血所独有的，其他疾病也可能出现这些症状。

另一方面，贫血症状的轻重和贫血发生的速度联系密切。逐渐发生的贫血，虽然缓慢，但症状轻微，甚至不出现症状。所以，不能单凭有无症状来判断有无出现贫血，还需要通过测定血红蛋白浓度来确定。

一般地说，贫血发生急骤，机体来不及代偿，贫血症状较严重，老年或患心脏功能不全的患者也有相似的表现。

除上述常见的贫血症状外，由于贫血大多继发于其他疾病，所以患者还会表现出原发疾病的症状。比如消化道出血引起的贫血，患者会出现便血。肾脏病引起的贫血患者可能有浮肿、血尿和高血压等症状。

贫血需要做哪些检查？

对于任何疑似贫血的患者，医生除了要详细询问病史和全面进行体格检查外，还必须做一些必要的实验室检查。一方面是为了贫血的诊断和分类，另一方面是为了寻找贫血的原因。

必要的常规检查项目是血液学检查，包括 3 种：血常规、网织红细胞计数和血涂片。方法简便，但能提供重要的诊断依据。

骨髓象检查也应列为常规的检查项目，除非有其他的实验室依据有把握说明暂不需要进行骨髓象检查外，患者都应及时接受检查，以免延误诊断。

贫血的特殊实验室检查，对某几种类型贫血的检测具有特异性，由医生针对性选用，不必人人都做。

除上述有关贫血的实验室检查外，还需要针对可疑病因进行一些辅助性检查，如怀疑消化道疾病引起贫血的患者要进行粪便隐血试验，必要时要行消化道造影、胃镜、肠镜等检查；怀疑肾脏病引起贫血的患者，需要化验尿液及检查肾功能；肿瘤引起贫血的患者可能需要手术取肿瘤组织或淋巴结，进行病理检查。

贫血如何治疗？

现在我们知道贫血患者红细胞缺乏，那治疗的话真的如影片所描述的那样，需要吃血补血吗？

当然不是。贫血的治疗首先应除去病因，同时采用直接纠正贫血或暂时减轻贫血的措施。对于因不同原因出血引起的贫血，应采取相应的治疗措施，例如对于月经过多或子宫出血的患者，采用激素或外科手术治疗的方法；对于痔疮出血、胃或结肠癌引起的出血，可采用外科手术治疗的方法；对于胃或十二指肠溃疡出血，可采用内科或外科手术治疗，使出血点凝血而使贫血好转；对于因营养缺乏引起的贫血，可补充铁剂、维生素 B_{12} 或叶酸，有寄生虫者可给予驱虫治疗，有细菌感染者需合理应用抗生素。贫血严重者可通过输血以迅速减轻或消

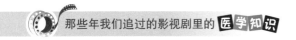

除症状。对于某些贫血如遗传性球形红细胞增多症，可予以脾切除，因脾脏是破坏血细胞的主要器官，与抗体的产生也有关，脾切除后多可获得良好的治疗效果。骨髓移植可用于急性再生障碍性贫血的治疗，有机会使这种严重贫血痊愈。

3

影视剧里吐血那点事

　　吐血，是一种影视剧经常使用的表现手法，备受中国影视剧创作者的重视，1978 年改革开放以后，国产电视剧产业开始在 20 世纪 50 年代起步阶段的基础上继续探索，20 世纪 90 年代开始走向第一个繁荣的时期。吐血的表现手法在这一时期就已经出现了，诸如《封神榜》《红楼梦》等影响力颇大的电影和电视中，都有表现人物吐血、呕血的镜头。

　　欧美剧这些年都市题材常见病是各种呕吐，时代剧常见病是吐血。当然，这些病症主要集中在夸张、套路剧情中，包括一度好评如潮的英国时代剧《唐顿庄园》，在剧情愈发夸张、套路之后也安排老爷晚餐上当场吐血，喷溅夫人一身的戏剧性场景。那吐血是怎么回事呢？

吐血通常是上消化道大出血的表现

　　从现代医学视角看，吐血更确切地表述是呕血，出现这一表现的原因一小部分与肺部疾病有关，大都是上消化道大出血的表现。上消化道出血是临床常见的一种以呕血、黑便为主要症状的消化系统急症。成人一天的失血量在 50 ml 以上就会出现黑便；250～300 ml 以上就会出现呕血，如果在短时期内失血量超过 1 000 ml 或超过循环血量的 20%，临床上出现口干、尿少、心悸、面色苍白、四肢湿冷、烦躁、神志恍惚甚至昏迷等急性周围循环衰竭的表现，就称之为上消化道大出血。这是一种可危及生命的急危重症。

上消化道是指哪些部位？

从解剖上讲，上消化道指的是屈氏韧带（十二指肠悬韧带）以上的消化道，主要包括食道、胃和十二指肠以及屈氏韧带以上的空肠上段，还包括胰腺、胆道以及做了胃大部切除术之后的空肠上段。任何原因导致的上述部位的出血，临床上就称为上消化道出血。所以，上消化道出血并不是一个明确的诊断，一旦发生了上消化道出血，我们应该进一步查明出血的具体部位和病因，这样更加有助于及时给予相应的治疗。

引起上消化道出血的病因有哪些？

上消化道出血的病因既可以是消化系统本身的疾病，如胃溃疡、十二指肠溃疡、肝硬化食管-胃底静脉曲张破裂、急性糜烂出血性胃炎、胃癌等，也可以是全身性疾病在消化系统的表现，如某些血液病、结缔组织病、应激等。虽然病因有很多，但临床上最常见的还是消化性溃疡（包括胃溃疡、十二指肠溃疡）和肝硬化食管-胃底静脉曲张破裂。

消化性溃疡包括胃溃疡和十二指肠溃疡。形成溃疡的因素有很多，幽门螺杆菌感染和长期服用非甾体抗炎药物是主要的病因。此外，长期精神紧张、过度疲劳也容易诱发消化性溃疡。消化性溃疡的症状表现轻重不一，有的表现为上腹疼痛，有的伴有黑便。如果溃疡侵蚀到周围血管，就可能出现大出血。

肝硬化多是由病毒性肝炎所致。此外，过度摄入酒精、胆汁淤积、自身免疫、淤血等多种病因均可导致肝硬化。肝硬化晚期出现门静脉压力增高，从而导致食管-胃底的静脉曲张，曲张的静脉一旦破裂，就会引起上消化道大出血。

如何治疗上消化道大出血？

1. 紧急处理：一旦发生呕血，应该立即禁食，卧位休息，尽可能侧卧，或是将头偏向一侧，保持呼吸道通畅，避免呕吐物反流引起窒息，尽快送往医院治疗。

2. 院内治疗：快速补充血容量，包括大量输液、紧急输血；消化性溃疡患者可给予 H_2 受体拮抗剂或质子泵抑制剂以抑制胃酸分泌；食管-胃底静脉曲张破裂出血患者则可给予生长抑素、血管升压素以降低门静脉压力；在上消化道大出血发生的 24～48 h 内进行急诊胃镜检查和内镜下止血措施是非常重要的，它不仅可以通过内窥镜直视判断出血的部位、病因以及出血情况，而且可以在内镜下进行药物注射、止血夹钳夹、电灼术、激光止血术、静脉曲张结扎等措施。内科治疗无效的情况下，可以考虑手术治疗。

如何预防上消化道大出血？

1. 积极治疗原发疾病，如肝病、胃病等。

2. 饮食规律，少食多餐，尽量不要吃生冷、坚硬和粗糙的食物，防止食道胃底曲张静脉被划破而引起出血，避免辛辣刺激的食物以及过量饮酒。

3. 精神放松，保持心情愉悦，避免情绪激动，作息规律，不过度劳累，适当锻炼，以增强体质。

消化性溃疡患者饮食注意点

消化性溃疡患者要避免进食酸性食物，含糖量过高的甜食也容易产酸而加重病情，也应该避免食用。可以适量进食牛奶、鸡蛋、鱼虾、土豆、馒头等食物，既能给机体提供充足的能量、优质蛋白和铁、锌等微量元素，又有利于溃疡的修复。

肝硬化患者饮食注意点

肝硬化患者应当进食细、软、少渣、易消化的食物，避免进食油炸、坚硬、粗糙的食品，以防曲张的食管-胃底静脉破裂。肝硬化患者的饮食要求是能提供充足的能量，高蛋白、低脂，多进食维生素含量丰富的食物，如牛奶、鸡蛋、瘦肉和绿色蔬菜等。少吃过咸的食物，控制钠和水的摄入量。注意补充铁、锌、硒等微量元素。

4

电影《北逃》里的肺结核

2007 年的韩国电影《北逃》讲述了在朝鲜咸镜道某村的一家三口，父亲龙修、母亲容花，以及年仅 11 岁的儿子俊伊，他们生活清贫却倍感幸福，无比温馨。

然而有一日，容花竟然累倒，原来她得了肺结核。这实际上是偶然中的必然之事，但这个清贫的家庭连感冒药都买不起。于是龙修为了治疗妻子的肺结核偷渡到中国打工……

肺结核是怎么回事？

结核病是由结核分枝杆菌感染引起的慢性传染性疾病，全身各个器官均可受累，但以肺结核最为常见。在古代，这个病被称为痨病。结核病的传染源主要是正在排菌（即可在痰中发现结核分枝杆菌）的结核病患者，细菌可通过呼吸道传染。结核分枝杆菌侵入人体后能否导致人体发病，不仅取决于该菌的数量与致病力的大小，也取决于人体免疫功能的强弱。当结核分枝杆菌入侵人体后，若人体免疫功能比较强大，则不发病或病变比较轻微。还有一种情况是结核分枝杆菌可以在人体内长期潜伏下来，待人体免疫功能低下时，如长期营养不良、病后虚弱、过度劳累或服用免疫抑制剂等情况时，体内潜伏的细

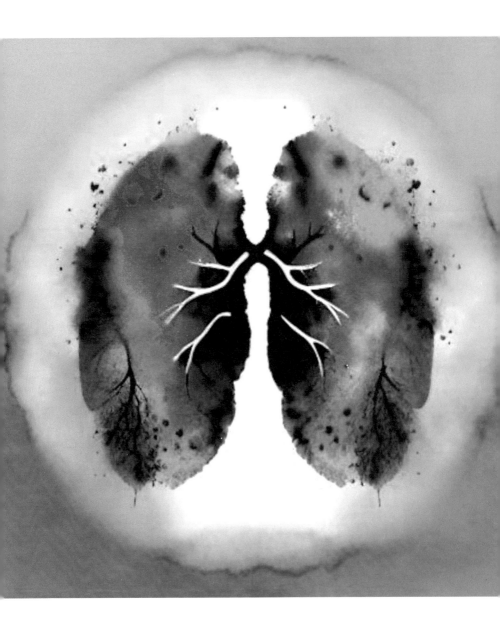

菌便可被激活，最终导致患者发病。电影中母亲容花可能就是长期营养不良，身体免疫功能低下，才导致结核分枝杆菌乘虚而入。

结核分枝杆菌感染后，若不能尽早诊断及治疗，很可能会导致血行播散性肺结核，引起极其严重的后果。

怎样及早识别肺结核？

如果出现下列情况，要警惕可能是罹患肺结核。

1. 发热，多为低热，温度波动明显，多在午后出现，夜间恢复正常体温。（这也是电影《北逃》中母亲容花主要的表现。）

2. 无故咳嗽超过 2 周，仍未恢复。

3. 感冒时间超过 2 周，仍未恢复。

4. 盗汗，午睡和夜间睡醒时出汗很多。

5. 咯血、痰中带血，或在长时间咳嗽的基础上突发咯血、痰中带血。

6. 青壮年突发胸痛、气急和呼吸困难，这种情况下考虑可能是以结核性胸膜炎起病。

怎样预防肺结核？

1. 控制传染源：即早期发现和治愈传染性肺结核患者。

2. 切断传播途径：即养成良好的生活习惯，活动期的病人要注意佩戴口罩、不随地吐痰、保持室内通风、空气清新、经常紫外线照射消毒，这是切断传播途径有效的手段。

3. 保护易感人群：密切接触者要进行结核病理相关检查，

对于结核分枝杆菌感染者中的高危人群要服用药物进行预防性治疗。排菌肺结核患者的家庭成员、结核菌素试验强阳性者及结核菌素近期转阳性的儿童，建议可以服用异烟肼片以预防发病。对所有新生儿，卡介苗接种是预防结核病的最有效的办法。新生儿出生之后就开始接种，以后每 5 年补种 1 次，直到 15 岁。平常生活中注重锻炼身体增强体质，提高自身机体免疫力，饮食要合理，营养要均衡，积极补充营养元素，适当摄入优质蛋白等。生活规律，补充适量水果蔬菜，避免抽烟、饮酒、避免暴饮暴食等，防止感染结核。

5

当电影《老炮儿》里的六爷
突然发生急性心肌梗死

上映后风靡一时的电影《老炮儿》，在电影末尾，冯小刚主演的六爷身着"将校呢"军大衣，手持一把刀，倒在了冰面上，不到 60 岁便因急性心肌梗死而死亡。

什么是急性心肌梗死?

急性心肌梗死（简称急性心梗）是因冠状动脉急性、持续性缺血缺氧所引起的心肌坏死的一种疾病。目前该病是极危重的心脏急症之一，也是导致中老年人心脏性猝死的主要原因之一。中国近年来呈明显上升趋势，每年新发至少 50 万人，现患超过 200 万人。

急性心肌梗死的诱因有哪些?

1. 暴饮暴食：人体在进食大量含高脂肪高热量的食物后，血脂浓度突然升高，导致血液黏稠度增加，血小板聚集性增高。这就容易在冠状动脉狭窄的基础上形成血栓，引起急性心肌梗死。

2. 寒冷刺激：人体在突然的寒冷刺激下可能诱发急性心肌梗死。影片中是早上 8 点，地点是位于郊外的一个野湖，在

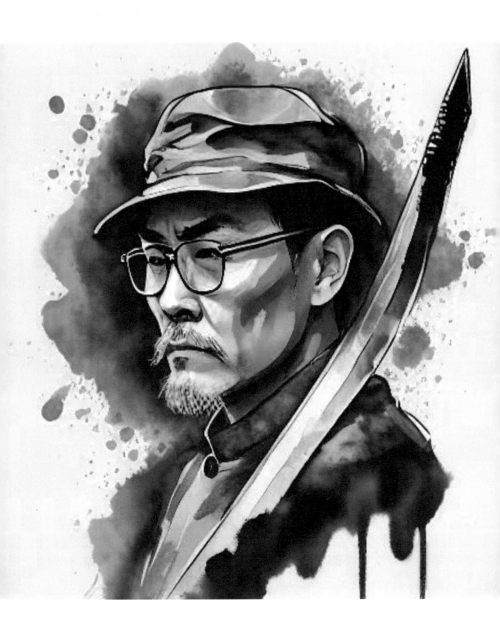

极冷的时间与地点，悲剧发生了，心脏病患者"六爷"倒下了。冬春寒冷季节是急性心肌梗死发病较高的时间段，因此，冠心病患者要十分注意防寒保暖。

3. 过劳：过重的体力劳动，尤其是负重登楼、剧烈运动、连续紧张劳累等，都可加重心脏负担，诱发动脉斑块破裂，导致急性心肌梗死。

4. 便秘：便秘在老年人当中十分常见。临床上，因便秘时用力屏气而导致心肌梗死的老年人并不少见。这种情况必须引起足够的重视，要保持大便通畅。

5. 吸烟、大量饮酒：吸烟和大量饮酒均可通过诱发冠状动脉痉挛及心肌耗氧量增加而诱发急性心肌梗死。在片中，"六爷"袅袅吐烟的镜头比比皆是。抽烟、吃夜宵和喝酒都是心梗发作的主要诱因。

6. 激动：激动、紧张、愤怒等激烈的情绪也可诱发急性心梗。影片中，"六爷"遭遇一茬接着一茬，可谓诸事不顺，情绪难免不稳定。

电影中的"六爷"不仅没有配合医生给出的治疗方案，以上6种诱因也占了不少，最终导致发作急性心梗。现在医疗技术高速发展，如果"六爷"能配合医生做及时的微创治疗，术后积极改善生活方式，会不会是另一种结局呢？

急性心肌梗死的表现有哪些？

一、急性心梗的典型表现有哪些？

急性心梗的临床表现差异很大，大多数患者既往有冠心病、高血压、糖尿病或高脂血症等慢性疾病，可因劳累、吸烟、饮酒、情绪波动等因素诱发，典型的表现是胸骨后疼痛，疼痛呈压迫性、闷胀性，患者可出现窒息感，同时伴有面色苍白、心悸、气促和出冷汗等症状。服用硝酸甘油不能缓解时，要高度警惕心肌梗死发生的可能性。

二、急性心梗的不典型表现有哪些？

1. 腹痛：上腹痛为急性心梗主要表现的情况并不少见。临床上易误诊为急性胃炎、消化道溃疡、胆囊炎、胰腺炎、急腹症等。老年人可同时伴有呼吸困难、发绀、心律不齐等症状。

2. 牙痛、下颌痛：以牙痛、下颌痛为主要表现的急性心梗多称为心源性牙痛，常表现为剧烈牙痛，但牙痛部位不明确，往往数个牙齿都感到疼痛，而且服用一般止痛药疼痛不能缓解。同时可伴有大汗淋漓、面色苍白的症状，甚至有濒临死亡的感觉。

3. 无痛性心肌梗死：无痛性心肌梗死多见于老年人，特别是糖尿病患者。发生心梗时，常表现为上腹部堵闷感、憋气、心悸、低血压、休克或心律失常等症状。这主要是因为老年人自主神经功能减退，糖尿病患者多伴有神经病变，使该类人群对疼痛的敏感性差、痛阈增高。

4. 其他不典型表现：如以心力衰竭为首发症状，可表现为劳力性气促、发绀、烦躁和端坐呼吸等；或以脑卒中为首发症状，表现为头晕，肢体瘫痪或突然意识丧失、抽搐等。

急性心梗发生时如何救治？

一、应急自救

时间就是生命，我们知道出现血管阻塞后约 30 min 心肌就开始坏死，6～8 h 心肌将完全坏死，在这期间越早疏通阻塞的血管，存活的心肌就越多。因此，如果发现自己或家人、朋友突发心肌梗死，我们应该保持镇定，果断急救。

1. 拨打 120：尽快与医院、急救中心联系，请医生速来抢救或送医院救治。

2. 就地平卧：立即让患者就地平卧，双脚稍微抬高，严禁搬动，因为任何无意义的搬动都会增加心脏负担，危及生命。

3. 镇静：如有家用常备药箱，立即予硝酸甘油片让患者含服。

4. 吸氧：有条件的应立即给予吸氧。

5. 人工呼吸：如患者心脏突然停止跳动，立即进行胸外按压和口对口人工呼吸，直至救护人员或医生到来。

二、医院治疗

1. 一般治疗：给予吸氧、生命体征监测，立即给予阿司匹林 300 mg（如是肠溶片剂，需嚼碎服用）和氯吡格雷 300 mg 口服。

2. 解除疼痛：疼痛剧烈者可给予吗啡 3～5 mg，皮下注射，疼痛较轻者可给予硝酸甘油或硝酸异山梨酯舌下含服或静脉滴注。

3. 心肌再灌注治疗：包括溶栓治疗、介入治疗、主动脉-冠状动脉旁路移植术等方式。

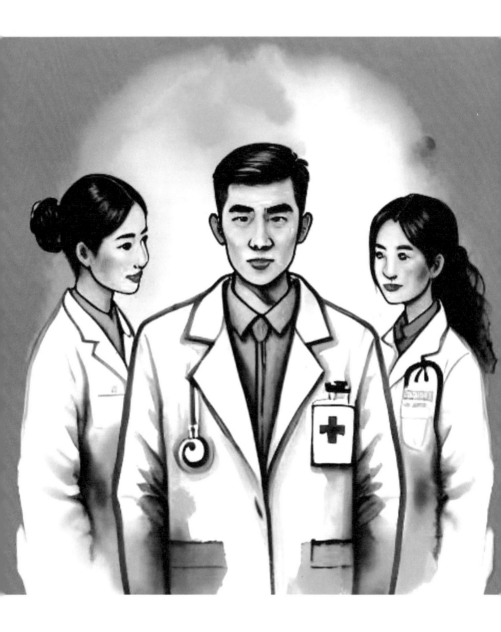

6

电视剧《急诊科医生》与
让人腹痛的胰腺炎

在电视剧《急诊科医生》的第7集中，有一位因为喝酒差点丢了性命的男人。他酒后腹痛难忍，幸亏被妻子及时送到医院，才得以挣脱死神的束缚。而这种常常被人们忽视的疾病就是——胰腺炎。

胰腺为什么会发炎？

急性胰腺炎，顾名思义与胰腺的消化功能相关。胰腺分泌的各种消化酶（胰酶）原本是没有活性的成分，需通过胰管进入十二指肠后，在肠道中被激活，方能发挥消化功能。当某些原因使得胰酶尚在胰腺时就被提前激活，便会引发胰腺组织内的自身消化，导致胰腺的炎症、出血、坏死，也可继发感染、腹膜炎，甚至可引起休克、死亡。

胰腺炎的诱因

各种引起胰管堵塞，使得胰酶提前激活的因素都会诱发急性胰腺炎，有如下最重要的几个因素。

1. 胆道结石：是我国胰腺炎发病最主要的原因。人体的胆管、胰管多共同开口于十二指肠。胆道结石堵塞了胰液的排泄通道或者胆汁反流时，都可导致胰腺自身消化。

2. 病从口入：酗酒、呕吐和暴饮暴食。酒精可诱发胰管出口处的组织水肿、括约肌痉挛，胰液无法引流入十二指肠；呕吐可使十二指肠压力剧增，造成十二指肠内的消化液反流入胰腺；暴饮暴食会刺激胰腺不停地分泌大量消化酶，高负荷运转使胰腺不堪重负而发炎。

3. 其他：肥胖造成的内脏脂肪大量堆积、肿瘤压迫、高脂血症或某些药物等均可诱发胰腺炎。

急性胰腺炎的症状

急性胰腺炎有如下临床表现。

1. 腹痛：95% 患者有腹痛，常突然发作，多出现在饱餐和饮酒后。疼痛位于上腹或左上腹，呈持续性、刀割样、蜷曲或前倾体位可使疼痛有所缓解，还有少数患者没有腹痛，仅表现为明显腹胀。电视剧《急诊科医生》的胰腺炎患者就是以腹部剧痛为主要表现就诊。

2. 发热：多为中度发热，严重的出血坏死性胰腺炎可持续高热。

3. 恶心呕吐：可频繁出现恶心呕吐，且吐后腹痛无缓解。

重型患者还可出现以下症状。

1. 休克：可突然出现烦躁不安、四肢湿冷、脉搏细速、血压下降，常见于急性出血坏死型胰腺炎。

2. 多器官功能障碍：常见急性肺功能衰竭，表现为呼吸困难和发绀，还可出现消化道出血、肾功能衰竭、肝功能衰竭和心力衰竭等症状。

急性胰腺炎的预防

急性胰腺炎是内科的危急重症，来势凶猛、治疗过程复杂，故而重在预防发生，贵在早期发现。应做到以下几点。

1. 管住嘴：食勿过饱、低脂饮食、少饮酒。暴饮暴食、大鱼大肉、饮酒过量都是急性胰腺炎发作的重要原因，每当逢年过节，老友相聚，一定管住嘴，以免乐极生悲。

2. 早治疗：指的是胆结石患者，尤其是胆管结石患者的早治疗。不要以为结石安安静静地待着没什么问题，一旦不注意，结石增大或者改变位置，很容易堵塞胰液的出口，导致急性胰腺炎发作。

3. 早就医：急性胰腺炎的发热、呕吐、中上腹痛与老百姓口中的急性胃肠炎很相似，当患者出现呕吐不止、腹痛剧烈无缓解、发热不退时，一定尽早就诊，寻求专业医生的帮助，以免延误病情。

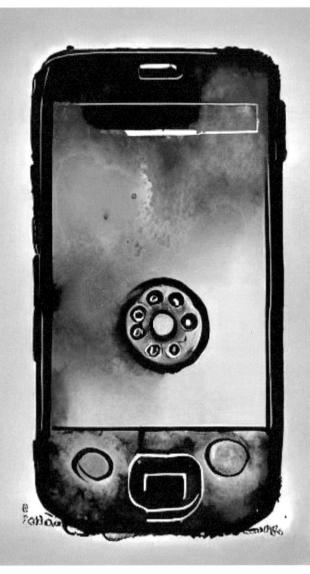

7

电影《手机》里折磨费墨的颈椎病

电影《手机》中有一个细节：葛优饰演的严守一和张国立饰演的费墨、徐帆饰演的沈雪坐火车回河南探望严守一的奶奶时，费墨在火车上脖子上戴的那个黑色的充气颈托，就是用来治疗颈椎病的。

什么是颈椎病？

说起颈椎病，很多老百姓觉得脖子酸痛就是得了颈椎病，其实不然。按照医学上严格的定义，颈椎病是由于颈部长期慢性劳损或者长时间处于某种不良体位加上营养不良，引起颈椎间盘、颈椎椎骨及椎间关节出现退行性病变，从而刺激或压迫周围组织引起的一系列临床症状和体征。简单地说，颈椎病是由于老化而突出的颈椎间盘、钙化的韧带或颈椎骨质增生（俗称骨刺）压迫神经引起的一系列临床症状，表现为颈肩痛、四肢麻木或乏力等。严重的颈椎病患者会出现双下肢痉挛，行走困难，严重时甚至会出现四肢瘫痪、大小便失禁等症状。

哪些因素会导致颈椎病？

颈椎病的基本病因是颈椎的退行性变，也就是老化。退行性变是一切器官或组织的自然过程，颈椎也同样如此。椎间盘老化后，其中心的髓核组织脱水变硬，外层纤维环薄弱，久而久之就可能造成椎间盘突出，压迫神经，引起颈椎病。还有一种情况是颈椎骨刺引起的椎间盘突出。骨刺是人体的一种代偿机制，当脊柱不稳定时骨质会增生来增加脊柱的强度。骨刺本身不是坏事，但当增生的骨刺压迫神经产生症状时就会引起颈椎病。所以骨刺虽不是颈椎病，但它是导致颈椎病的原因之一。

颈椎病常分为脊髓型和神经根型2种。脊髓型颈椎病是指脊髓（也就是神经的总干）受到压迫造成四肢麻木、肌肉力量下降。患者常常出现双脚踩棉花感或束胸感，走路易跌倒。这种类型的颈椎病如不及时诊治后果会非常严重，一定要及时就医。神经根型颈椎病是神经根受压，患者往往出现颈肩部和上臂以及手部的酸痛、麻木感。

颈椎病的发病还与日常生活、工作和睡眠的姿势是否正确有关。如会计、作家、驾驶员及需长期操作电脑的人员，需要持续保持一个姿势工作，久而久之，一方面会造成颈部软组织劳损，另一方面会导致肌肉力量下降，加速颈部韧带和椎间盘的退变，更容易患颈椎病。而电影中费墨是个坐而论道的知识分子，他的颈椎病也是"职业病"吧！正常的颈椎有一个向前凸起的曲度，长时间低头，颈椎的生理弧度会逐渐消失，也容易造成椎间盘的老化或退变，压迫神经，引起颈椎病，这类人拍X线片，会提示"颈椎生理弧度消失"，此时就要警惕颈椎病。现在，随着手机的广泛使用，"低头族"越来越多，这也是颈椎病发病率升高的一个原因。

　　养成良好的生活习惯，合理地锻炼颈部肌肉，这些都对延缓颈椎的衰老很有好处。平时注意，电脑屏幕的位置不宜过低，不要长时间低头工作，要经常变换头颈部的姿势，白领一族要学会并常做颈部工作操；看手机、书报等建议每 40 min 左右休息几分钟，做一些舒缓的颈部屈伸或旋转运动；枕头的选择不宜"高枕无忧"，正确的枕头应该是"颈枕"，枕在颈肩部而不是枕在头下，仰卧时枕头不宜过高，维持颈部前凸的弧度，侧卧时枕头要略高，使头部维持在中线位置。参加适量的体育锻炼，合理地锻炼颈部肌肉，也有助于加强颈椎的稳定度，防止过度的骨质增生压迫神经，延缓颈椎的老化，从而减少颈椎病的发病概率。另外，戒烟也非常重要。因为烟草内含有许多有害物质，如尼古丁会使小血管痉挛，影响局部组织的血液供应；一氧化碳气体能破坏椎间盘的营养供应，加快椎间盘退行性变的进程，形成颈椎病。如果颈椎病需要手术治疗，吸烟患者术中气道内的痰较多，有诱发肺炎的危险，甚至可能造成窒息。

颈椎病有哪些值得重视的表现？

　　平时还经常遇到一些患者，他们的主要症状是头晕或头痛，加上有时会伴发颈部酸痛的症状，就自认为患上颈椎病。其实引起头晕头痛的疾病种类繁多，绝大部分不是颈椎病引起的，常见的有五官科、神经内科、心内科和眼科等科室的相关疾病。只有极少数患者的头晕发生在颈椎旋转时，这是由于颈椎部位的血管或交感神经受压造成的，临床上把它称为颈源性眩晕，发生率仅 1%。

一旦出现下列症状，就算没有颈部酸痛，也一定要高度警惕，因为你很可能已经患上颈椎病。比如：肩部和上肢有放射样疼痛，四肢持续麻木，写字、握筷、扣纽扣不灵活；走路没力气，有踩棉花的感觉，尤其是老年人，不要认为走路没力气只是人老了，关节不灵活了。出现这些症状的患者一定要去医院及时治疗。

颈椎病如何治疗？

神经根型的颈椎病往往可以通过保守治疗缓解症状。包括改善不良生活习惯和姿势，外力牵引和理疗，加上口服神经营养类药物治疗。大多数患者保守治疗可得到满意的疗效。如果经过 3～6 个月的保守治疗无效才需要考虑手术治疗。

很多患者由于害怕手术，保守治疗效果差就去找"偏方"。往往会延误病情。

一旦明确是脊髓型颈椎病，就要尽早手术。这类患者是禁止牵引和保守治疗的，因为牵引会加重脊髓压迫，而保守治疗往往会延误病情，脊髓压迫时间越长，手术效果越差。就像一棵小草，被石头压住了，草已经发黄了，还不去把石头搬掉，等草枯萎了，才想到去搬石头，那时候草已经枯死，悔之晚矣。有些患者在医院做了磁共振（MRI）检查后发现"脊髓出现高信号"，其实就是脊髓变性，这时候如果再不及时治疗，延误病情，预后会很差。即便及时手术，被压迫神经的功能也往往难以恢复，甚至发展到瘫痪的情况。

随着现代医学的发展，医疗技术的提高，显微镜的使用，将微创化的技术引入颈椎手术中，使其安全性大为提高。老百姓经常存在这样的老观念："颈椎手术开刀了要瘫痪的"。诚然，任何医疗操作、手术都有风险。颈椎手术虽然是高危手术，但实际上的目前手术技术已经非常成熟，有经验的医生可以将手术风险降到最低。目前，在一些医院内发生手术后瘫痪的比例远低于千分之一，因此完全没有必要讳疾忌医。

视频3

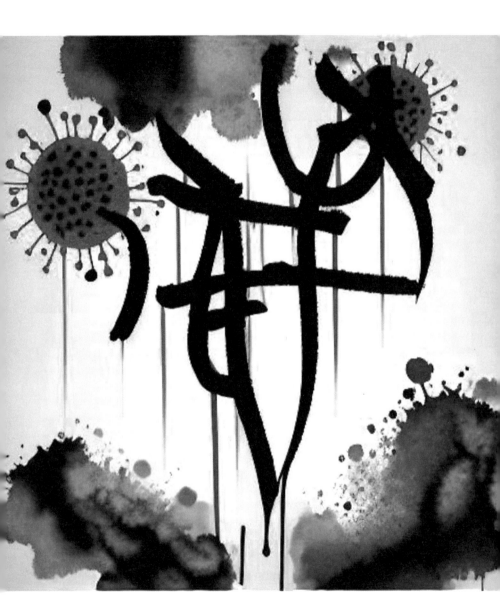

8

流感真的是致命感冒吗?

　　《流感》是由金成洙编导，张赫、秀爱主演的一部韩国灾难惊悚电影。影片讲述了致命感冒病毒大爆发的时期，张赫饰演的消防员姜智久与秀爱饰演的女医生金仁海共同踏上寻找病毒源头之路，并在途中发生的一连串故事。

什么是流感?

　　流行性感冒简称为流感，是由流感病毒引起的一种急性呼吸道感染性疾病，是一种传染性强、传播速度快的疾病。引起流感的病毒有 3 型，分别是甲、乙、丙型病毒。流感多发生在冬春季，历史上在全世界引起多次暴发性流行，是全球关注的重要公共卫生问题。

流感有何临床表现?

　　流感的典型临床症状是：急起高热、全身疼痛、显著乏力和轻度呼吸道症状。一般秋冬季节是其高发期，流感病毒在人体内可引起非常严重的并发症，甚至导致死亡。近年报道的 H1N1、H5N1 及 H7N9 都是甲型流感病毒亚型。流感病毒变异形成新亚型，因人体对新亚型缺乏免疫功能，所以出现流感大流行。流感病毒多在呼吸道及结膜等部位繁殖，可引起眼睛充血、流泪，鼻塞，咽喉痛和咳嗽、咳痰等局部症状。流感病毒的毒素引起的全身症状包括怕冷、发烧、四肢无力、头昏、头痛、肌肉酸痛等。少数情况下，流感病毒可进入肺泡，引起肺炎。当大部分肺组织受损时，患者会出现呼吸困难或气急的症状，特别是在走路、上楼等体力活动的情况下。迁延不治，患者可出现急性呼吸衰竭，最终因缺氧而死亡。电影《流感》描述一群东南亚偷渡客历经艰险来到韩国，但是整个集装箱内的偷渡客几乎全部因为"流感"死亡，也说明了"流感"恐怖的一面。

如何预防流感?

每到一年流感高发的季节，医院里感冒发热患者增多的情况便会经常出现，此时，流感患儿及家属时常要候诊数小时，尤为麻烦。那么，在流感季节里，人们该如何做好防护呢?

1. 保持室内空气流通，流行高峰期避免去人群聚集场所。

2. 经常彻底洗手，避免用脏手接触口、眼和鼻。

3. 流行期间如出现流感样症状需及时就医，并避免传染他人，尽量在家中休息。

4. 出现咳嗽、打喷嚏症状时应使用纸巾等遮住口鼻，避免飞沫传播给周围人。

如果出现结膜充血、流泪、鼻塞、咽痛、咳嗽等局部症状和畏寒、发热、四肢无力、头昏、头痛、肌肉酸痛等全身症状，应及时就诊。高热超过 3 日必须就诊。一定要注意自己有无呼吸困难或气急的症状，多表现为呼吸频率加快、胸闷的感觉。特别应注意上楼、快走时有无气短的感觉，这点对判断是否发生了肺部损害很重要。出现上述情况时，要主动向自己的诊治医生说明。

对疾病的预防重于治疗，所以平时就应当多加强体育锻炼，来提高身体抗病能力。秋冬气候多变时节，注意增减衣服，做好流感防护措施。

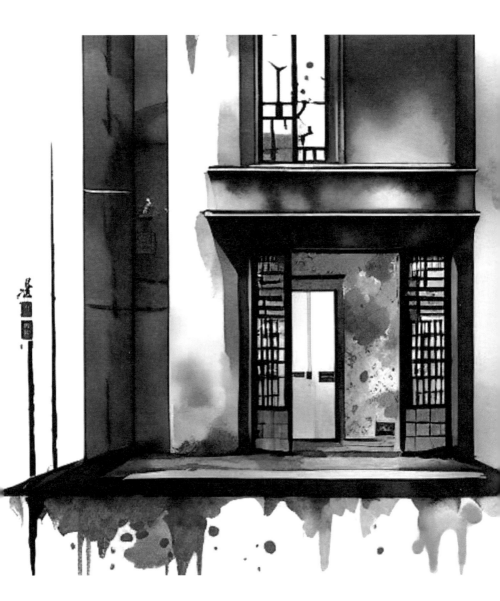

9

当《爱情公寓 3》吕子乔肾结石发作

这是电视剧《爱情公寓 3》中的一个桥段：孙艺洲饰演的吕子乔刚升满级成为情场圣手，就突发急性肾结石，大喊"额滴神啊！"最终，因难忍剧痛，无奈去接受了手术治疗。

什么是肾结石？

肾结石是晶体物质（如钙、尿酸、草酸和胱氨酸等）在肾脏的异常聚积所致，为泌尿系统的常见病、多发病，男性发病多于女性，多发生于青壮年，左右侧的发病率无明显差异，90% 含有钙，其中又以草酸钙结石最常见。40%～75% 的肾结石患者有不同程度的腰痛。结石较大，移动度很小，表现为腰部酸胀不适，或在身体活动增加时有隐痛或钝痛。较小结石引发的绞痛，常骤然发生腰腹部刀割样剧烈疼痛，呈阵发性。泌尿系统任何部位均可发生结石但常始发于肾，肾结石形成时多位于肾盂或肾盏，可排入输尿管和膀胱，输尿管结石几乎全部来自肾脏。

肾结石患者有何临床表现？

肾结石的症状取决于结石的大小、形状、所在部位和有无感染、梗阻等并发症。肾结石的患者大多没有症状，除非肾结石从肾脏掉落到输尿管造成输尿管的尿液阻塞。常见的症状有腰腹部绞痛、恶心、呕吐、烦躁不安、腹胀和血尿等。如果合并尿路感染，也可能出现畏寒发热等现象。急性肾绞痛常使患者疼痛难忍。如果大家还有印象的话，电视剧中吕子乔发病时，就是由于左腰部疼痛，双手按着腰，面部表情充满痛苦。

肾结石患者需要做哪些检查？

X 线检查，尤其是 X 线尿路造影对肾结石的诊断帮助很大，可以明确肾结石的大小、位置，还可观察肾盂肾盏的形态和输尿管是否通畅，对肾结石的定位、制定治疗方案有很重要的参考价值。但 X 线对含钙量较少的阴性结石显影不佳，并且其图像的质量易受到肠道内积气的影响。X 线排泄性尿路造影不可用于怀疑急性尿路梗阻的患者，对肾功能不全的患者和孕妇则是禁忌的。

CT 检查，可以不受患者病情肾功能水平的限制，可以快速明确是否有肾结石存在，可获得肾结石的大小、数量、位置和硬度等具体信息，还可了解是否伴发肾积水，为肾结石后续的治疗提供准确的依据。对部分情况较为复杂的肾结石，如患者身体基础条件允许，尤其是肾功能尚好的患者，可以行 CT 尿路造影检查，从而对整个尿路系统进行三维重建，使临床医生对整个尿路情况全面了解，对肾结石对肾脏的影响做出精准的评估。当然，CT 检查毕竟是放射性检查，除非病情需要，否则在短时间内不宜反复进行，对孕妇更是禁用。磁共振虽然是先进的影像设备，但对肾结石的诊断却不是首选，其图像显示对肾结石治疗方案的制定意义不大。

肾结石怎么治疗？

由于结石的性质、大小、形态、部位不同，患者个体差异等因素导致治疗方法和疗效也不同。对于肾结石患者需要实施个体化治疗，有时需要综合治疗。

对于较小的结石（直径小于 0.6 cm），可通过大量饮水、排石药物和适当运动促进结石自行排出。当出现肾绞痛和感染等急性发作表现应立即处理。感染应及时应用抗生素，必要时可行肾穿刺引流。肾绞痛可应用抗胆碱、孕酮类、钙通道阻断药物。必要时可注射哌替啶镇痛。双侧输尿管结石合并梗阻无尿患者，可考虑立即手术取石，而吕子乔可能就是这种情况。

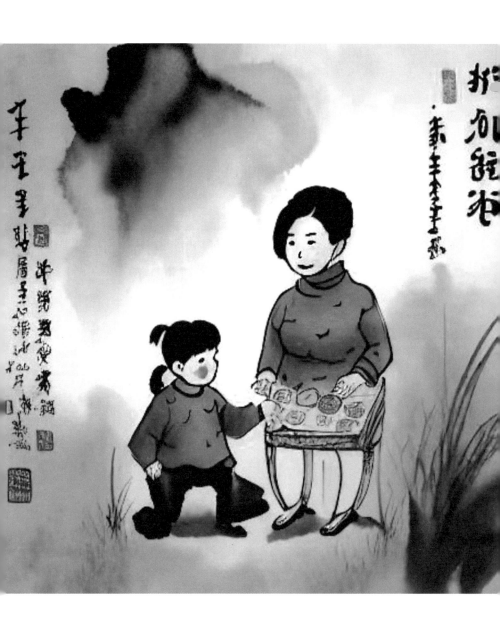

电视剧《小爸妈》与小儿肺炎

电视剧《小爸妈》中有一个桥段：高璐饰演的简单和任重饰演的莫凡是一对尚未"断奶"的80后小夫妻，刘楚恬饰演的恬恬则是他们的宝贝女儿。简单和莫凡的婚姻亮起了红灯，而恬恬为了参加英语考试努力做着各项准备。可能由于太劳累，孩子突然高烧陷入昏迷，入院一查居然是肺炎！恬恬错过了考试，当她知道这一消息时，害怕地哭了起来，说自己这么努力就是希望妈妈可以开心，和自己回原来的家，像从前一样快乐地生活……

小儿肺炎的病因

我们一起来聊聊小儿肺炎。它是指各种不同病原及其他因素引起的肺部炎症，好发于秋冬两季。

病毒、细菌和支原体均可引起肺炎。细菌感染以肺炎链球菌多见，近年肺炎支原体和流感嗜血杆菌感染的患者有增多的趋势。

多由急性上呼吸道感染向下蔓延所致，少数经血行入肺。

常见诱发因素

1. 环境因素：如气候改变、空气污染、居室拥挤、寒冷潮湿、通风不良与被动吸烟。

2. 防御功能降低：如营养不良、贫血、先天性心脏病等，易致反复感染使病程迁延。电视剧中恬恬因为备考太辛苦，诱发肺炎，所以劳累也是一个很重要的诱因。

3. 护理不当致儿童受寒。

疾病症状特点

1. 呼吸系统：发热、咳嗽和气促。新生儿、早产儿可表现为口吐白沫。

2. 重症可累及循环、神经和消化系统，出现相应的临床表现。

（1）循环系统：常见心肌炎和心力衰竭。心力衰竭表现为呼吸频率＞60次/分，心率＞180次/分、骤发极度的烦躁不安、发绀、心音低钝、"奔马律"、颈静脉怒张、肝脏迅速增大与少尿或无尿。

（2）神经系统：轻度缺氧表现为烦躁、嗜睡；严重者出现意识障碍，惊厥，呼吸不规则等。

（3）消化系统：轻症常有食欲不佳、吐泻和腹胀等表现；消化道出血时可表现为呕吐"咖啡渣样"物或排"柏油样"便，重症可引起中毒性肠麻痹，肠鸣音消失。

住院期间健康指导

1. 环境和休息：保持环境安静，尽量减少哭闹，减轻患儿氧耗。保持室内空气流通。室温保持20℃左右，相对湿度60%为宜。患儿应尽量卧床休息，置患儿于有利于肺扩张的体位，如半卧位或抬高床头30°～60°，经常帮助患儿翻身改变体位或抱起患儿，以利分泌物排出，减轻肺部淤血和防止肺不张。

2. 饮食指导：多饮水，给予易消化、高营养的饮食，保证营养和水分的供给。教会家属喂养时要耐心，防止因喂养不当引起呛咳、吐奶而致窒息；咳嗽时停止喂养，有呼吸困难的婴儿喂养时应抬高头部或抱着喂养，并夹紧奶头；人工喂养用小孔奶头；无力吸吮者可用小匙或滴管喂，或暂禁食。

3. 痰液较多：要经常更换体位，同时采用轻轻拍背等方法促进痰液排出；方法是五指并拢、掌指关节略屈呈空心掌状，由下向上、由外向内，轻拍患儿胸壁以震动气道，使痰液松动。同时边拍边鼓励患儿咳嗽以协助排痰，拍背力量要适中，以患儿不感到疼痛为宜，拍背时间10 min左右，宜在餐前进行，拍背30 min后方可进餐，亦可在餐后2 h进行。痰液黏稠时，给予祛痰剂和雾化吸入稀释痰液，促进痰液排出，雾化吸入时应嘱患儿深呼吸以便达到最佳效果。

4. 高热：需要及时口服退热药物，一般体温在38.5℃以下就不需要口服退热药物了，可以通过物理降温让孩子多喝水来降低体温，在患儿退热过程中大量出汗，要及时更换衣物，保持清爽干燥，不然会加重病情。同时，要保持室内空气新鲜，湿度和湿度适中，躺在床上休息，加强护理。

5. 预防心力衰竭：保持患儿安静，减少刺激，输液速度不宜过快，指导家长不要随意调节输液流滴速。如患儿出现烦躁不安、面色苍白、气喘加剧、心率加快时应立即通知医护人员。

6. 观察：指导家长观察患儿排便情况，出现腹胀、便秘及时报告医护人员。

药物指导

1. 抗生素：用药时间一般持续至体温正常后5～7日，临床症状基本消失后3日，支原体肺炎至少用药2～3周，以免复发。

2. 抗病毒药物：常见的有利巴韦林、干扰素、阿昔洛韦和更昔洛韦等。

出院健康指导

1. 遵医嘱服药、休息，定期至门诊复查。

2. 要保持居住环境安静、舒适，通风良好。合理安排生活起居，天气变化时，及时增减衣服，注意保暖，避免受凉。鼓励患儿适当进行户外活动，提高机体对气温变化的适应能力及抗病能力。

3. 指导患儿休息，要经常翻身及变换体位。教会家长帮助患儿有效咳嗽、拍背协助排痰的方法。教育患儿咳嗽时用手帕或纸捂嘴，不随地吐痰，防止病原菌污染空气而传染他人。

4. 教会家属观察患儿呼吸频率、节律和神志变化的方法，如呼吸突然加快、面色苍白、发绀、鼻翼扇动、神情淡漠或烦躁不安，是病情加重的表现，应及时就诊。

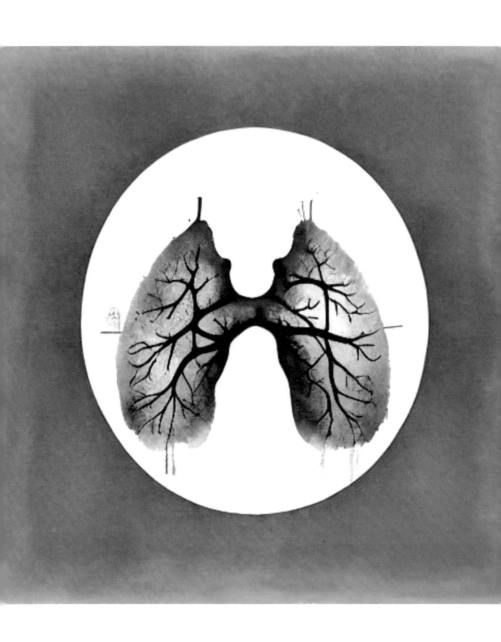

11

哮喘还真不是小病

美国导演杰克·霍夫曼编导的电影《哮喘》的主人公叫加斯。他所患的哮喘应该不是先天的，而是后天的。影片中，加斯是一位不入流的摇滚歌手，在受到刺激后，他对鲍勃·迪伦巨像一阵涂鸦，之后又拿起一桶白色的油漆浇在了自己的头上。然后，加斯试图上吊自杀。痛苦挣扎中，吊绳被拉断，救了他一命，但他从此也落下哮喘的毛病。偏偏他还嗜烟如命，加剧了他的哮喘。

什么是哮喘？

支气管哮喘（简称哮喘）是一种由多种细胞（如嗜酸性粒细胞、中性粒细胞与气道上皮细胞等）和细胞组分参与的气道慢性炎症为特征的疾病，可分为急性发作期和非急性发作期。急性发作期的典型症状有气喘、胸闷和咳嗽，症状可同时出现或单独出现，听诊可闻及哮鸣音。非急性发作期患者可能没有明显的症状及体征。

哮喘的发病率是相当的高的，在全球范围之内有 3 亿人患哮喘。世界卫生组织将每年 5 月的第 1 个星期二定为世界哮喘日。哮喘是我们身边的常见病，其带来的危害不容忽视。

为什么会得哮喘?

哮喘可发于任何年龄段人群,其中儿童和青少年相对多见。哮喘没有传染性。哮喘的发病有一定的遗传因素,如果家庭成员中有人患哮喘,那么与之血缘关系越近的人患哮喘的概率也相对越高。但遗传并不是全部因素,哮喘的发作还与环境因素有关,比如食入或吸入变应原,以及大气污染、吸烟和肥胖等。电影中的加斯嗜烟如命,也加剧了他的病情。

哮喘发作怎么办?

一、自救处理

1. 哮喘发作时患者不要紧张,首先应尽可能脱离诱发哮喘的环境,然后立即坐下,不要活动,身边如有氧气应及时吸氧。

2. 如身边备有吸入性短效 β_2 受体激动剂,如沙丁胺醇气雾剂,应及时吸入用药,可先吸入 1～2 喷,必要时 20 min 后重复 1 次。另外可加用茶碱类药物口服,同时吸入短效抗胆碱药物,以加强疗效。

3. 如症状持续不缓解,呼吸气促明显,唇甲发绀,言语断续,甚至出现意识模糊者,需及时送医。

二、医院治疗

药物吸入给药是哮喘患者常用的给药方法,这种方法具有局部用药,直接作用于呼吸道,减少全身用药带来不良反应的优点。药物吸入的方法主要有机器雾化、气雾吸入和粉剂吸入等。常用的吸入药物分类如下。

1. 短效或长效 β_2 受体激动剂：短效 β_2 受体激动剂是哮喘急性发作的首选药物，建议随身携带，发作时及时使用，但不宜作为日常控制性药物使用，常用药物有沙丁胺醇。长效 β_2 受体激动剂一般不单独用于哮喘的治疗，常用药物有沙美特罗、福莫特罗等。

2. 吸入性激素：主要作为哮喘日常控制性药物，可长期规律使用，常用药物有布地奈德、氟替卡松等。

3. 短效或长效抗胆碱药物：短效抗胆碱药物，可与短效 β_2 受体激动剂联合，治疗哮喘急性发作，常用有异丙托溴铵等。长效抗胆碱药物，多用于兼有慢阻肺患者的长期治疗，如噻托溴铵等。

4. 吸入性激素与长效 $\beta2$ 受体激动剂的复方制剂：有沙美特罗替卡松粉吸入剂、布地奈德福莫特罗粉吸入剂，可作为哮喘日常控制性药物。

我们在选用哮喘吸入性药物时，要注意控制急性发作和日常控制性药物的使用有别。在使用日常控制性药物时，要遵医嘱，规范、规律地使用，切勿自行停药。哮喘长期未发作，控制良好的患者，经医生评估病情后，方可停用药物治疗。此外，在吸入给药时，我们需要注意吸药与吸气的配合度要好，用药后要漱口。药物吸入也有其局限性，比如气道痉挛严重可导致药物无法有效分布等问题。吸入性给药如果不能有效缓解症状，则需全身用药。

若吸氧、吸入及口服药物均不能缓解哮喘症状，可静脉注射激素、茶碱类药物。出现呼吸衰竭、意识模糊等重症哮喘表现的患者，需要机械通气治疗。

如何预防哮喘复发？

1. 哮喘患者应常去医院随访，定期检测自己的肺功能和呼出气中一氧化氮含量（FeNO）等，适时调整治疗方案。此外，建议进行过敏原检测，查明可能导致自己过敏的物质，常见过敏原有海鲜、花粉、香水、动物毛发、螨虫等，日常生活中应尽量避免接触过敏原。

2. 注意开窗通风，保持空气流通。如遇雾霾天则不宜外出，家中可使用空气净化器。哮喘的发作具有季节性，春秋季节空气中容易弥散有花粉等过敏性物质，此时应少去公园、植物园等易致敏环境，哮喘患者此时外出应佩戴口罩，依病情可选择使用哮喘日常控制性药物，如孟鲁司特钠片、复方甲氧那明胶囊、沙美特罗替卡松气雾剂和布地奈德福莫特罗粉吸入剂等。冬季气温骤冷，易对呼吸道造成刺激，哮喘患者应注意防寒保暖，预防感冒、肺炎等呼吸道疾病。

3. 健康的生活起居对于哮喘的预防也颇为重要，包括适当锻炼，增强体质，按时起居，不过度操劳，不食用油腻、辛辣的食物，戒烟戒酒等。

12

电视剧《周一清晨》与易栓症

　　《周一清晨》是 2013 年首播的美国剧情电视剧，故事讲述了俄勒冈州波特兰市一家医院内 5 位外科医生抢救患者的故事。其中有一集，讲到莎拉尤·拉奥饰演的外科医生悉尼·纳普尔遇见了一位非常肥胖的老年女病患，其多次因咳嗽、胸闷等呼吸道疾病表现住院治疗，长期卧床，最终经过纳普尔医生抽丝剥茧，层层推理，确认诊断为肺栓塞，及时用药，使患者死里逃生。

易栓症惹的祸

　　在欧美地区，肺栓塞是继心脑血管疾病以及恶性肿瘤之后的第三号杀手。在我国，肺栓塞也常常杀人如拾草芥，即使侥幸不死也可能落下重残。肺栓塞的根源与易栓症有关。易栓症不是单一疾病，而是指由于凝血因子、抗凝蛋白、纤溶蛋白等的遗传性或后天获得性缺陷或存在获得性危险因素而容易发生血栓栓塞的疾病或状态。引起血栓疾病涉及先天遗传性与后天获得性 2 种机理，后者更为多见。

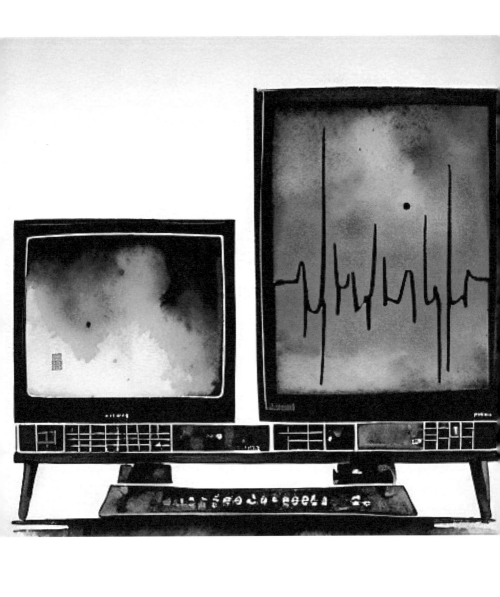

易栓症的常见表现

易栓症的典型表现为血栓形成，导致的血栓类型主要是静脉血栓。在静脉血栓形成中又以深静脉血栓的危害较大。肺栓塞是深静脉血栓常见和严重的并发症，也是静脉血栓形成导致死亡的主要原因。由于深静脉血栓常发生肺栓塞，肺栓塞常源于深静脉血栓，故目前将二者合称为静脉血栓栓塞症。每一种获得性易栓因素诱发静脉血栓的危险度不尽相同。

后天获得性血栓危险因素

1. 年龄：年龄是最多见的获得性危险因素，老年人静脉血栓形成的危险性要比儿童高出近千倍。可能原因包括了老年人活动减少、慢性病增多、肌张力减低、静脉受损、凝血因子活性增高等。

2. 长时间制动：在瘫痪、管形石膏固定、术后及久病卧床等情况下，由于通过肢体肌肉活动促进静脉回流的功能受到影响，导致血流淤滞，易发生静脉血栓。像上面提到的那个女患者，由于经常住院，长期卧床，是产生肺栓塞的重大诱因。

3. 手术和创伤：手术相关的静脉血栓形成到目前为止在国内尚未引起足够重视。据研究，如不采取预防血栓的措施，与手术相关的静脉血栓发生率可达 50%，由于大多无症状或症状轻微，易被忽视。

4. 恶性肿瘤：肿瘤相关的血栓形成以及血栓性静脉炎称为特鲁索（Trousseau）综合征。恶性肿瘤患者中静脉血栓形成的发生率为 3%～18%。

5. 口服避孕药和激素替代疗法：口服避孕药问世于 1959年。但是 1961 年就有了因子宫内膜异位症口服避孕药而发生肺栓塞的首例病例报告，后续又有不少相关报道。目前激素替代疗法通常联合应用 1 种雌激素和 1 种孕激素。最近不少研究表明，激素替代疗法可使静脉血栓的危险增加 2～4 倍。

6. 妊娠和产褥期：据估计，年龄小于 35 岁的妇女妊娠期间急性深静脉血栓的发生率为 0.6‰，年龄大于 35 岁者为 1.2‰，是同龄非妊娠妇女的 10 倍。产褥期发生静脉血栓的危险性亦增加，且比妊娠期危险性高。妊娠期下肢静脉回流障碍、多种凝血因子活性增高，活动减少等是易栓倾向的原因。

7. 高凝血因子水平：凝血因子活性的正常范围较大，一般在 0.5～1.5。凝血因子水平一般在 0.9（普通人群水平）之上就认为是高水平。高水平的凝血因子可使静脉血栓的危险性增加 2～3 倍。

8. 抗磷脂抗体：抗磷脂抗体主要包括狼疮型抗凝物和抗心磷脂抗体，是较常见的获得性易栓症。抗磷脂抗体可出现于系统性红斑狼疮等免疫系统疾病，系统性红斑狼疮患者抗磷脂抗体阳性率为 50%，抗磷脂抗体也可独立存在。抗磷脂抗体患者血栓形成的发生率为 30%～40%。血栓既可发生于动脉，也可发生于静脉，但以静脉为主，占 70%。抗磷脂抗体阳性患者发生静脉血栓的危险性比正常人高 10 倍。

9. 其他生理、病理因素：吸烟、肥胖、合并各种慢性病（糖尿病、肝肾疾病和脂质代谢异常等）等。

通常情况下，仅存在 1 种血栓危险因素不容易引起静脉血栓，但多种血栓危险因素同时存在时，静脉血栓危险性大大增加。如电视剧中的女患者，既有高龄、肥胖，又长时间制动，故而形成静脉血栓的概率大幅度增加。

易栓症如何防治？

肺栓塞及深静脉血栓患者，抗凝治疗十分重要，治疗要持续 3 个月以上，甚至终身都要抗凝。为了监测抗凝的效果有无过犹不及，患者要定期检查凝血酶原时间等指标。电视剧中的女患者用的抗凝药物是肝素，靠这药成功逃出鬼门关。如果栓子较大，要进行溶栓，如果太大溶不掉，就要做导管介入手术把血栓打碎吸走。如果发现下肢形成了深静脉血栓，要即刻制动，以免栓子脱落，并且尽快行介入手术放置腔静脉过滤器，即用一个网兜来阻挡可能流入心脏的栓子。被过滤器拦住的栓子可以在血流的冲刷下逐渐融掉，即使血栓把过滤器完全堵住了，血液还可绕道侧支循环途径传输。

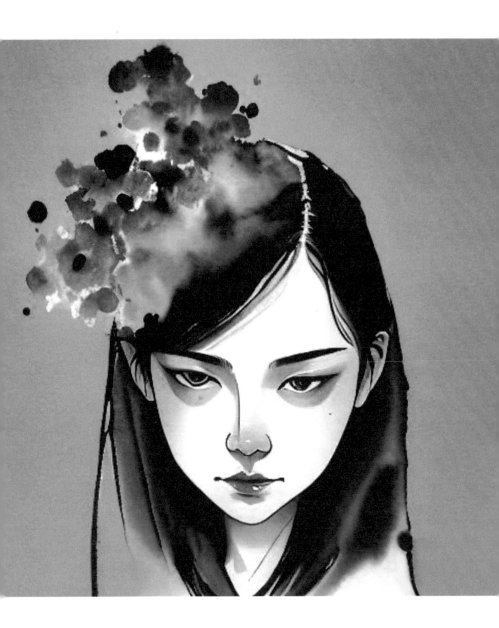

13

电影《淘气少女求爱记》里
难以启齿的隐疾

这部经典影片《淘气少女求爱记》，想必很多人看过。张娜拉扮演的孔姬智是一个活泼开朗、古灵精怪的女生，自从看到朴正哲扮演的旅行社高层金贤俊后，芳心暗许，认定了他就是自己的白马王子，展开了稀奇古怪的求爱大攻势！

其中的一个桥段就是：孔姬智为了得到贤俊的倾心，骗他说她得了不治之症，而假装躺在病床上，其实她得的并不是什么不治之症，而是难以启齿的痔疮……

何为痔疮？

肛垫是人人都有的一种正常生理结构，它位于直肠下端及肛管的黏膜下，主要由静脉血管及一些结缔组织组成。在正常情况下，肛垫会保持一定程度的充血，起"闭气闭水"的作用。也就是说，当环境不允许人排气或排便时，它会保证气体和粪便不会溢出。但如果人长期处于某种体位或腹压较高时，直肠末端静脉丛的血液回流持续受阻，导致静脉血管过度充盈、曲张成球状，就形成了痔疮。

"痔疮不是病，疼起来真要命。"确实，痔疮发威的话，那叫一个让人坐立不安啊，便血、肛周瘙痒、肛门处坠胀肿痛，即使祭出了畅销海内外的神药——马应龙麝香痔疮膏，再加上温水坐浴、清淡饮食，也会过好几天才能缓解。而电影中孔姬智就因为痔疮发作，疼得趴在床上。

痔疮的诱因

"十人九痔"，痔疮很普遍，但并不会时时发作，往往由各类因素诱发，比如自驾游旅游其实就是一个经典的"痔疮诱因"大全。

首先，由于长途自驾游，大家都处于久坐的状态，直肠末端静脉丛的血液回流受阻；运动量减少会导致胃肠蠕动减慢，粪便在肠腔内停留时间较长，其中的水分被重新吸收，引起大便干燥、排便困难，从而诱发痔疮。

其次，室外气候寒冷，室内暖气又使空气燥热，尤其是，习惯了潮湿气候的南方人，如果不及时补水，很容易造成身体水分耗伤，形成便秘，诱发痔疮。

再加上一路上生活作息不规律，饮食荤腥、油腻、辛辣，缺少膳食纤维的补充，造成消化道极大的负担就发作了！

如何远离痔疮？

很简单，那就是：体检、规律、运动、膳食。

1. 体检：若出现便血，首先寻求正规靠谱的医院做检查，排除重大器质性疾病，如直肠肿瘤。最简单的肛门指检和肛门镜就能确诊痔疮。

2. 规律：保持规律的生活，培养良好的排便习惯很重要。只有大便畅通了，痔疮才不容易出现。其实，按照自己的生活习惯来，只要有规律，早起、三餐后、睡觉前都是很好的排便时机，有便意就需要及时排，解除便秘的困扰才能远离痔疮。

另外，记得便后用温水进行局部清洗，这是个预防和缓解痔疮的好办法。

3. 运动：适量的运动有助于我们的肠道蠕动，如快走、慢跑、跳舞、瑜伽和游泳等都可以。另外，可以做提肛运动，有助于改善肛周血液循环，防止直肠末端静脉丛曲张淤阻回流。当然，运动要注意适量，也有研究发现过度运动和疲劳也会造成痔疮脱垂。

4. 膳食：过节期间，需要在富含高蛋白、高胆固醇的饮食中添加足够量的膳食纤维。粗粮、蔬菜、水果中都富含膳食纤维，这样便于营养物质的吸收，并且可促进肠道蠕动，将肠道里堆积的废物及时排出。因此，可以说，膳食纤维在我们身体中充当着清道夫的角色。

另外，别忘了多喝水，推荐每天至少饮 6 杯 250 ml 的水，补充肠道水分。

在饭后 30 min 至 2 h 内，我们还可以添加一些益生菌以调节肠道菌群，喝酸奶或吃乳酸菌片都可以。

14

《圆梦巨人》和现实生活中的
巨人症

　　2016 年 10 月 14 日，由大导演史蒂文·斯皮尔伯格执导的奇幻冒险电影《圆梦巨人》在我国大陆上映。故事讲述了由鲁比·巴恩希尔饰演的，孤儿院里的一个小女孩苏菲，一天半夜走到阳台，发现一个有楼房那么高的巨人。巨人把苏菲带回了巨人国。在巨人的家里，苏菲要求巨人放她回家，巨人却担心她会泄露巨人的秘密。其他巨人都吃人，而这个巨人却只吃一种自己种的瓜。苏菲称呼这个巨人为好心眼巨人，他是巨人国最矮小的巨人，经常被其他巨人欺负。好心眼巨人帮苏菲躲过食肉巨人的搜捕，二人之间建立了友好的关系。吃人的巨人们半夜会去抓小孩吃，而好心眼巨人为了帮巨人们赎罪，常常跑到巨人国山顶的一个湖面下的世界里捕抓梦，并收集起来，夜深人静时把好梦吹给熟睡的人们。为了阻止食肉巨人们继续抓小孩吃，苏菲和好心眼巨人研制了一个巨人吃小孩的噩梦，偷偷混入皇宫把噩梦吹给女王，女王得知后盛情接待了苏菲和好心眼巨人，并出兵把食肉巨人抓起来流放在荒岛里。

　　该影片画面极具艺术感，细腻的虚构场景与现实场景交融，非常生动逼真，画面采用了欧美童话风格，带领观众走进了一个童话世界。

话说回来，其实现实生活中，我们身边真的有巨人，但通常是罹患了一种病，让我们一起来了解一下。

当巨人们得了肢端肥大症

医学上，这种病叫肢端肥大症，它是由于腺垂体分泌过多生长激素所引起的体型及内脏器官异常肥大，并伴有相应生理功能异常的内分泌和代谢性疾病。青少年因骨骺未闭形成巨人症；青春期后骨骺已融合则形成肢端肥大症；少数青春期起病至成年后继续发展形成肢端肥大性巨人症。人群中患病率 < 1/500 000。

1. 特殊外貌：由于生长激素对骨、软组织、皮肤的促生长作用，本病患者可出现特殊面容。如眼眶上嵴、颧骨、下颌骨增大而致眉弓外突，下颌突出，牙齿分开，咬合错位与枕部外隆凸出。头皮过度生长而下垂呈"回状"深褶，眼睑肥厚，鼻增大变宽，唇厚舌肥。因为扁桃体、软腭、悬雍垂增厚及鼻软组织增生，患者会出现声音低沉、鼻阻、嗅觉减退，常伴有阻塞性睡眠呼吸暂停综合征。患者胸腔胸骨突出，肋骨延长，前后径变大呈桶状胸，椎体增大，有明显后弯以及轻侧弯畸形。骨盆变宽。四肢长骨增粗，手足变大、手指及足趾增粗、平足。患者的鞋帽手套尺寸常不断变大。因为汗腺肥大，患者常多汗。又由于毛囊扩大，女性可有多毛。这里不得不说，电影中巨人的形象是有点参考了现实中患者的外貌。

2. 高血压：发病率为 30%～63%。因为心脏肥大，心肌重量增加，心室肥厚，可发展出现心律失常、心力衰竭。本病动脉粥样硬化发生较早，且发生率高。

3. 糖代谢紊乱：因为生长激素拮抗胰岛素导致组织对胰岛素敏感性下降导致糖代谢紊乱。本病患者中有一半有继发性糖尿病或糖耐量低减。

4. 压迫症状：因垂体肿瘤压迫蝶鞍附近的视交叉肿胀引起视力减退、视野缩小甚至引起颅内压升高，还有睡眠障碍、尿崩症等。

5. 肌肉骨骼：表现在血管及其他结构，可出现头痛、视盘水肿。例如肿瘤压迫下丘脑，会出现食欲亢进、肥胖。

肢端肥大症如何治疗？

1. 手术治疗。80% 的垂体生长激素腺瘤都需要手术切除来治疗，手术的方式有开颅与微创 2 种。对于微小的腺瘤可经鼻-蝶窦手术在显微镜或内镜的观察下，在一侧或双侧的鼻孔做切口到达垂体进行微创手术，而开颅手术通常是针对侵袭性巨大垂体瘤。

2. 药物治疗。许多肢端肥大症的患者可应用药物来控制，譬如临床上较常用的多巴胺受体激动剂，如溴隐亭与卡麦角林，这类药物对症状的改善有一定的效果，同时也可选择生长激素抑制剂来治疗，如临床上较常用的兰瑞肽、奥曲肽等药物。

3. 放射治疗。也是临床上治疗肢端肥大症的一种主要方法，一般用于手术治疗不成功、药物治疗效果不佳或不能耐受药物治疗的患者，是一种常用的辅助方法，放射治疗可防止肿瘤再继续生长，抑制肿瘤细胞增生，进而减少激素的合成及大量分泌，有效控制肢端肥大症的病情进一步进展。

15

影视剧中的肝炎真相

2023年热播大剧《繁花》，是由著名导演王家卫指导的一部"上海往事"，主要讲述了以胡歌饰演的男主角阿宝为代表的小人物，利用时代机遇和个人才华，在充满挑战的社会浪潮中勇敢迎难而上，通过坚韧不拔的努力和决心，逐步改变自己的命运并实现个人成长的故事。剧里有这样一个情节：阿宝和其朋友陶陶（陈龙饰演）相继感染了甲型肝炎，为了得到被炒高了十几倍价格，甚至卖脱销的"救命药"板蓝根，阿宝不得不用陶陶的彩电票来交换。

电影《不止不休》是内地青年导演王晶执导的现实题材电影。影片讲述了白客扮演的见习记者韩东从走访塌方煤窑到探访卖血以及乙型肝炎（乙肝）代检的过程中不断成长的故事。2003年的中国，社会上针对乙肝携带者的歧视正在蔓延，当时互联网尚不发达，纸媒为王。一位涉世不深的报社见习记者韩东试图通过一篇新闻报道，去改变1亿人的命运。但完成新闻理想的道路远比他想象中艰难……这部影片的篇幅很短，仅仅100 min，但却生动细致，详略得当的为影迷朋友们呈上了一场视觉与心灵的盛宴。

生活中我们所说的肝炎，多指由甲型、乙型、丙型等肝炎病毒引起的病毒性肝炎。这里我们就一起来聊聊最常见的 2 种肝炎——甲肝和乙肝。

何为甲肝与乙肝？

甲肝或甲型肝炎的全称是甲型病毒性肝炎，是由甲型肝炎病毒引起的，以肝脏炎症病变为主的传染病。任何年龄均会罹患本病，但易感人群为儿童和青少年。成年人甲肝的临床症状一般相较于儿童更重。冬春季节通常是甲肝发病的高峰期。本病的病程通常呈自限性，无慢性化，导致急性重型肝炎者极为少见。随着灭活疫苗在全世界的普及，甲型肝炎的流行情况已得到有效地控制。

乙肝是由乙型肝炎病毒导致的可能危及生命的肝脏感染。它是一个主要全球卫生问题，可造成慢性感染。乙肝患者死于肝硬化和肝癌的风险很高。

甲肝、乙肝如何传播？

甲肝传播的主要途径为粪-口途径。甲型肝炎患者和无症状感染者为传染源，粪-口传播的方式也是多样的，一般情况下，日常生活接触传播是散发性发病的主要传播方式。因此甲型肝炎在集体单位如学校、托幼机构和部队中发病率高。

水和食物的传播，特别是水生贝类是甲型肝炎爆发流行的主要传播方式。在电视剧《繁花》中，阿宝在 1987 年意外感染甲肝；而在真实的历史里，1988 年，一场大规模的甲肝疫情也同样在上海暴发。这一年，在上海甲肝疫情下，全市 5.5

万张床位迅速爆满，瑞金、仁济、中山、华山等医院的载荷量全部突破上限。而这一切，都只源于一种贝壳类食物：毛蚶。

与甲肝传播途径不同，乙肝传播的途径有3种：母婴传播、血液和体液传播、性传播。

在高流行区，乙肝病毒最常见的传播途径是分娩时的母婴传播（围产期传播）或在家庭内水平传播（通过接触感染血液），特别是在生命最初五年从感染幼儿传给未感染幼儿。被母亲感染的婴儿和5岁前获得感染的婴儿发展到慢性感染的情况较为常见。

乙肝也通过针刺伤、文身、穿刺和接触受感染的血液和体液（如唾液和经血、阴道分泌物和精液）传播。病毒传播也可能在医疗保健场所、社区或由注射吸毒者通过重复使用污染针头和注射器或尖锐器物造成。性传播在未接种疫苗且有多个性伴侣的人群中更为普遍。

如电影所述，在2003年的中国，大家的态度是谈"乙"色变，更匪夷所思的是竟然也明文规定乙肝患者禁止入学，用人单位不得招聘乙肝患者等，说乙肝是一种很容易传播的传染病。可是我们要知道，在中国有近1亿的人是乙肝患者或者乙肝携带者。乙肝其实并不可怕，对乙肝的规制以及人们对乙肝患者的歧视都是不应该的，是不正确的。正常地和乙肝患者或者是乙肝携带者交往是完全没有问题的。

甲肝、乙肝有哪些临床表现？

甲型肝炎病初期，患者会出现疲乏无力、不思饮食、小便颜色加深，有时伴有发热的症状。严重时会出现巩膜、皮肤发黄。临床上，甲肝分为显性感染和无临床症状的隐性感染2种类型。成人感染后多表现为显性感染，而儿童或老人感染后易表现为隐性感染。

乙肝患者大多数在刚感染时没有任何症状。但也有些人会出现急性病症，症状叫持续数周，包括皮肤和眼睛发黄（黄疸）、极度疲劳、尿色深、恶心、呕吐和腹痛。急性肝炎严重者会出现急性肝功能衰竭，进而会导致死亡。在乙肝病毒感染的长期并发症中，有一部分人发展为肝硬化和肝细胞癌等晚期肝病，导致死亡率也相应升高。

甲肝、乙肝如何防治？

甲肝是一类自限性疾病，治疗以支持治疗为主，辅以适当对症治疗的药物，避免疲劳、饮酒和使用损肝药物。强调早期卧床休息，至症状明显减退，可以逐步增加活动，以不感到疲劳为原则。

电视剧中板蓝根成为治疗甲肝的紧俏商品，这在1988年的上海甲肝大暴发期间，是真实发生过的。那么，板蓝根真能治疗甲肝吗？确切地说，板蓝根不能治疗甲肝，只能缓解症状，过量服用反而有害。板蓝根虽然有清热解毒的作用，但并不能直接杀灭或抑制甲型肝炎病毒，也不能修复或保护受损的肝细胞。但是如果过量服用板蓝根，反而会造成不良反应，如消化不良、溶血、过敏等，甚至加重肝脏的负担，影响病情恢复。

甲肝本身是一种自限性疾病，没有特效药，板蓝根也并不是治疗和预防甲肝的灵丹妙药，不能盲目使用。预防甲肝最有效的方法是接种疫苗，治疗甲肝的主要方法是对症支持治疗。此外，养成良好的卫生习惯对预防甲肝感染也十分重要。食品要高温加热，通常 100℃ 加热 1 min 就可使甲肝病毒失去活性。

急性乙肝没有特异治疗方法。因此，治疗的目的是让身体感到舒适和保持足够的营养，包括补充因呕吐和腹泻所流失的液体。最重要的是避免不必要用药。应避免使用对乙酰氨基酚以及止吐药物。

慢性乙肝感染可用的治疗包括了口服抗病毒药物在内的药物。治疗可延缓肝硬化发展速度，降低肝癌发病率，延长生存时间。2021 年，世界卫生组织（WHO）估计，根据所处环境和治疗标准符合情况，有 12% ～ 25% 的慢性乙肝感染者需要治疗。WHO 建议将口服药物（替诺福韦或恩替卡韦）用作抑制乙型肝炎病毒最有效的药物。大多数开始接受乙型肝炎治疗的患者必须终生服药。

WHO 建议所有婴儿在出生后尽早（最好是在 24 h 内）获得乙肝疫苗接种。随后至少间隔四周注射第 2 剂或第 3 剂乙肝疫苗，以完成全部疫苗接种程序。这种保护至少持续 20 年，也可能持续终身。世卫组织不建议对已经完成 3 剂接种程序的人员进行补种。

除婴儿疫苗接种外，WHO 还建议使用抗病毒药物预防方法来预防乙型肝炎母婴传播。实行血液安全战略和采取更安全的性行为，包括尽量减少性伴侣的数目并使用屏障保护措施（安全套）等，也可预防传播。

各类肿瘤篇

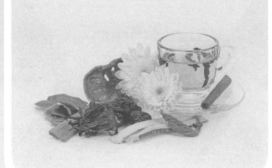

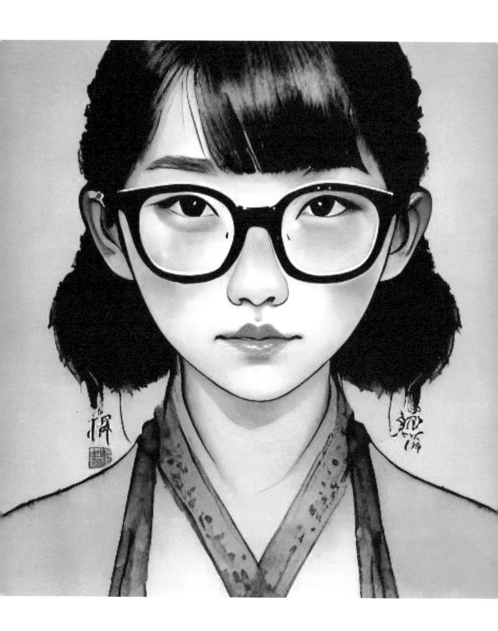

1

滚蛋吧！淋巴瘤

2015 年，电影《滚蛋吧！肿瘤君》将漫画家熊顿与淋巴瘤作斗争的故事呈现在了大银幕上，让很多人了解另一个愈发猖獗的血液系统恶性肿瘤。

盘点一下近年来离开我们的明星，居然有很多人罹患的是这种病：曾参演电视剧《情深深雨濛濛》《末代皇妃》等片而走红的演员李钰、中央电视台新闻联播著名主持人罗京、日本演员高仓健，及著名一级表演艺术家廖丙炎……

为什么淋巴瘤不叫"癌"？

很多人会有这样的疑问：为什么淋巴瘤不叫"癌"？

恶性肿瘤的命名系统把起源于上皮细胞的恶性肿瘤称为癌，如肝癌、肺癌等，而恶性淋巴瘤起源于淋巴造血系统，因此不称为"癌"。类似地，白血病也是一种不被称为"癌"的恶性疾病。

恶性淋巴瘤是较为少见的恶性肿瘤，在我国恶性肿瘤发病率中排 9～10 位。严格地说，恶性淋巴瘤并不只是一种疾病，而是一组疾病，所以需要通过病理检查来确定患病的具体种类。

淋巴瘤为何不容易被早期发现？

淋巴瘤的早期症状很会"伪装"。患者多会出现扁桃体肿大、发热等"感冒"症状。此外，颈部、腋窝或者腹股沟会出现淋巴结无痛肿胀。因为症状不典型，与常见的感冒相似，很多人会忽视这类疾病。

这正是淋巴瘤的狡猾之处。很多患者都和熊顿一样，在早期出现症状的时候没有引起重视。等到重病住院，病情已经难以挽回。如果在 1 个月内出现淋巴结无痛性肿大、不明原因的持续发热、夜间盗汗、体重明显减轻或乏力、皮肤发痒和扁桃体肿大等，需要特别警惕。尤其是中青年人，出现无痛淋巴结肿大或不明原因发热时，应及时去医院检查。

怎样预防淋巴瘤？

那么，可以采取哪些方式预防淋巴瘤呢？电影中熊顿生前接受采访时曾经说过自己病前的生活方式，恐怕很多人都正在经历，但极其不健康。"病前的我一直是彪悍的，仗着自己壮汉型的体格晨昏颠倒，三餐不定。冬天衣不过 3 件，夏天睡不盖毛毯。从来没有为健康操过心。所以 K 歌必定'刷夜'，聚餐必喝大酒，不时还会通宵加班。这些不健康的生活习惯都会引发或是加剧病情。只有时刻提防、及时就诊才能避免淋巴瘤的侵害"。

总之，希望大家能够珍惜自己的身体，早睡早起，好好吃饭，用微笑赶走这个世界的一切阴霾，最终，让"淋巴瘤"滚蛋吧！

2

关注电影《我不是药神》
里的靶向药物

2018 年，电影《我不是药神》火了，这部影片不仅具有极高艺术价值，同时带来了巨大的社会影响，也向我们科普了慢性粒细胞白血病。这里，我想和大家谈的是剧里的救命神药。

神药——Bcr-Abl抑制剂

电影里的神药药品名叫伊马替尼，是一种 2-苯基氨基嘧啶类化合物，为特异性很强的酪氨酸激酶抑制剂——也就是靶向药物。该药于 1992 年人工合成，2001 年通过美国食品药品监督管理局批准，开创了通过抑制肿瘤细胞增殖的信号转导通路达到抗肿瘤的新途径。

如果把恶性血液肿瘤慢性粒细胞白血病比作一把锁，那么靶向药物伊马替尼就是开这把锁的钥匙。它作用于 Bcr-Abl 酪氨酸激酶这个靶点基因，能选择性抑制 Bcr-Abl 阳性细胞、Ph 染色体阳性的慢性粒细胞白血病和急性淋巴细胞白血病患者的新鲜细胞的增殖，并诱导其凋亡。临床主要用于慢性粒细胞白血病（chronic myelogenous leukemia，CML）急变期、加速期或干扰素 α 耐药的慢性期患者。

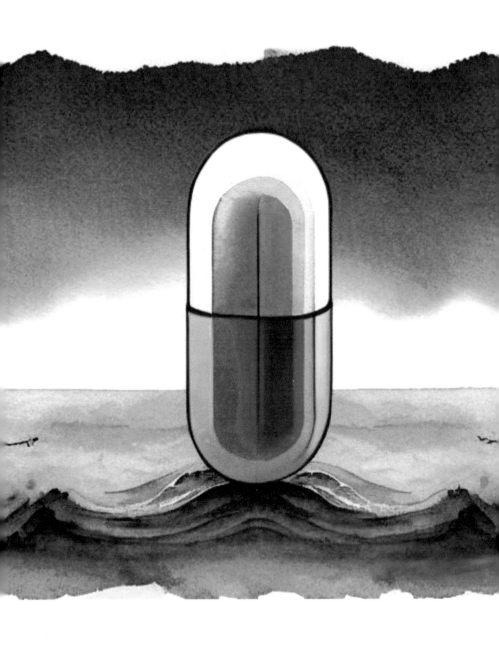

由于治疗靶点明确，不良反应较少且轻微。主要不良反应有轻到中度的恶心、呕吐腹泻、肌肉痉挛、水肿，头痛，头晕等。

靶向药物作用范围

靶向药物是指被赋予了靶向能力的药物或其制剂。其目的是使药物或其载体能瞄准特定的病变部位，并在目标部位蓄积或释放有效成分。靶向制剂可以使药物在目标局部形成相对较高的浓度，从而在提高药效的同时抑制毒副作用，减少对正常组织、细胞的伤害。根据标靶的不同，药物靶向可以分为以下几个层次。

1. 组织器官水平：使药物选择性地蓄积在肿瘤组织、炎症部位，或心肝脾肺等特定器官内，从而减少全身性的不良反应。目前针对肿瘤组织的靶向化疗药物是研究的一大热点，如针对肿瘤缺氧、低氢离子浓度指数（pH）、新生血管密集等特定环境设计的靶向药物能够提高肿瘤组织内的药物浓度，显著改善肿瘤化疗的效果。

2. 细胞水平：利用病变细胞表面的某些特定受体，在药物或其载体表面修饰与该受体特异性结合的配体（如抗体、多肽、糖链、核酸适配体，或其他小分子等），使药物能够精确地定位到病变细胞并将其杀伤，而对正常细胞不产生明显的毒害作用。

3. 亚细胞水平：很多药物（如核酸药物、大多数蛋白药物及部分小分子药物）需要进入细胞内部，或者在特定细胞器

（如线粒体、细胞核）内才能发挥作用。穿膜肽、核定位序列（nuclear localization sequence）等是目前研究较多的靶向组件。

药物靶向机理

根据靶向机理的不同，药物靶向可分为主动靶向、被动靶向、物理靶向等几类。

1. 主动靶向。主要是指赋予药物或其载体主动与靶标结合的能力，主要手段包括将抗体、多肽、糖链、核酸适配体（一段寡核苷酸序列）等能够与靶标分子特异性结合的探针分子通过化学或物理方法偶联到药物或其载体表面，从而实现靶向效果。

2. 被动靶向。被动靶向制剂是指利用特定组织、器官的生理结构特点，使药物在体内能够产生自然的分布差异，从而实现靶向效应。被动靶向多依赖于药物或其载体的尺寸效应：如直径大于 7 μm 的微粒通常会被肺部的小毛细管以机械滤过方式截留，被单核细胞摄取进入肺组织或肺气泡；而直径大于 200 nm 的微粒则易被脾脏和肝脏的网状内皮系统吞噬。被动靶向中最广为人知的是高通透性和滞留效应（enhanced permeability and retention effect，EPR 效应），其基于实体肿瘤与正常组织中微血管结构的不同：正常微血管内皮间隙致密、结构完整，大分子及大尺寸颗粒不易透过血管壁；而实体瘤组织中的新生血管较多且血管壁间隙较宽、结构完整性差，淋巴回流缺失。这种差异造成直径在 100 nm 上下的大分子类药物或颗粒物质更易于聚集在肿瘤组织内部，从而实现靶向效果；

除此之外，利用肿瘤部位特殊的 pH、酶环境，以及细胞内的还原环境等，也可以实现药物在特定部位的释放，达到靶向给药的目的。

3. 物理靶向。利用光、热、磁场、电场和超声波等物理信号，人为调控药物在体内的分布及释药特性，实现对病变部位的靶向。

靶向药物现状

分子靶向药物主要针对恶性肿瘤病理生理发生、发展的关键靶点进行治疗干预。一些分子靶向药物在相应的肿瘤治疗中已经表现出较佳疗效。尽管分子靶向药物对其所针对的肿瘤有较为突出的疗效，并且耐受性好、毒性反应较轻，但一般认为在相当长的时间内还不能完全取代传统的细胞毒类抗肿瘤药物，更常见的情况是两者联合应用。肿瘤细胞携带的药靶分子在治疗前后的表达和突变状况往往决定分子靶向药物的疗效和疾病预后，对该类药物的个体化治疗提出了更高的要求。

电影《我不是药神》的靶向药物曾经是天价药物，那现在情况如何呢？靶向药物治疗费用与肿瘤的类型有关，价格从每月几千到几万人民币不等。现在，很多常规的靶向药物已经纳入医保，自付费用已大幅度降低。同时，部分靶向药物在服用一段时间如果病情稳定，还可以参与一些慈善机构提供的赠药活动。

视频4

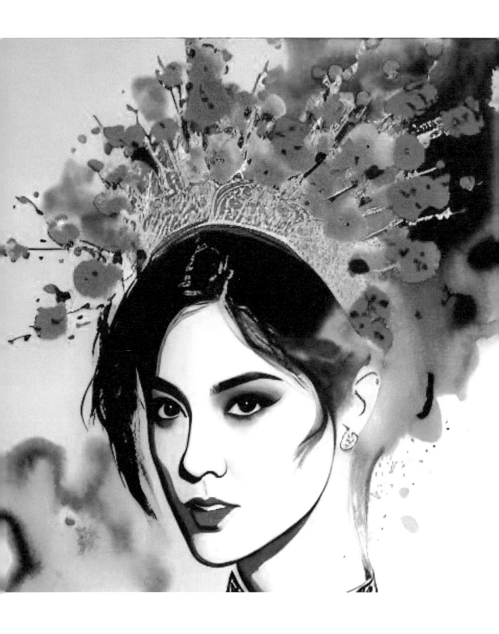

3

因为这个病，梅艳芳风华不再

电影《梅艳芳》，讲述了梅艳芳一生的传奇经历。王丹妮饰演的梅艳芳年仅四岁半便和姐姐梅爱芳一起登台卖唱，养家糊口。19 岁参加华星唱片举办的第一届新秀歌唱大赛，获得冠军，从此与舞台结下不解之缘，凭借敬业的精神和过人的才华，慢慢成长为一代巨星，获封"百变天后"。2003 年，一首《夕阳之歌》和一件定制的婚纱，她选择把自己嫁给了舞台。可惜最终因为罹患宫颈癌，她的生命终止于 40 岁。风华绝代尤可见，世间再无梅艳芳。

宫颈癌的病因

宫颈癌是最常见的妇科恶性肿瘤。宫颈癌相关的危险因素除了抽烟、多个性伴侣、性生活开始过早、多孕、多产以及免疫功能缺陷性疾病等，最主要的病因是人乳头瘤病毒（human papilloma virus，HPV）感染。HPV 有很多种，如 HPV-1、HPV-2、HPV-3……其中，只有几个，如 HPV-16，HPV-18，HPV-52 与宫颈癌最为密切相关。这些病毒称为"高危型 HPV"，只有它们才能长期潜伏在人体内，最后致病。

HPV 其实是很常见的一种病毒，HPV 感染其实也很常见，就像上呼吸道感染一样。不同的只是病毒种类和感染部位。大多数情况下，HPV 和其他病毒一样，都会被人体内的清道夫——免疫细胞消灭。当然，疫苗对预防 HPV 的感染有一定的帮助，只有在高危型 HPV 长期没有被消灭的情况下，它才有时间和机会让人体的宫颈细胞发生病变，引起一种叫宫颈上皮内癌变（cervical intraepithelial neoplasia，CIN）的变化。

宫颈癌的发生过程

CIN 是宫颈癌的前世，它以前也被称作癌前病变，主要分为 3 级：Ⅰ级、Ⅱ级和Ⅲ级。一般来说，级别越高，CIN 转变成宫颈癌的概率就越高。不过说实话，它其实也没那么可怕，即使是 CIN Ⅲ级的癌变率也低于 50%。

假如 CIN Ⅲ级没有被发现，进一步发展，才可能发生宫颈癌。如果当时患者留意的话，发现人体的一些变化，比如出现白带中带血丝，反复同房后出血、分泌物有异常颜色和味道等症状。

如果发现了这些情况，要赶快到医院去就诊。其实 CIN 也是容易治疗的，放疗、手术都能解决。但如果延误病情，进展到宫颈癌，那办法就不多了！而梅艳芳也正是忽视了这些症状，才错过了最佳治疗时间窗。

宫颈癌如何防治？

1. 宫颈癌可预防：没有高危型 HPV（HPV-16、HPV-18、HPV-52）感染就不会有宫颈癌，预防 HPV 感染就是预防宫颈癌。定期的宫颈细胞学检查、HPV 检测可以提高发现宫颈癌的概率。

2. 宫颈癌可治疗：尤其是早期宫颈癌的治愈概率很大。手术是早期宫颈癌患者非常有效的治疗手段。所以早发现、早诊断、早治疗才是王道。

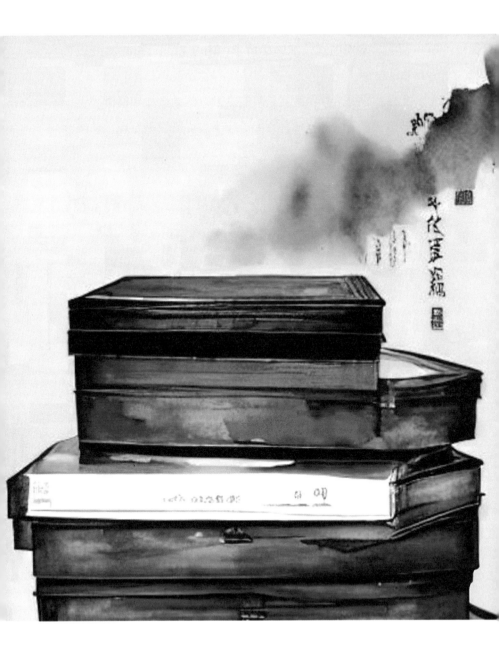

电影《生存证明》与乳房保卫战

美国电影《生存证明》根据丹尼斯·斯莱曼医生的真实故事改编。讲述了斯莱曼医生研制出了赫赛汀——他认为能治愈乳腺癌的药物。慈善家莉莉·塔提科夫和罗纳德·佩雷尔曼继续资助他帮他完成药物的研究的故事。

啥是乳腺癌？

乳腺癌是乳腺上皮细胞在多种致癌因子的作用下，发生增殖失控的现象。它常被称为"粉红杀手"，其发病率位居女性恶性肿瘤的首位，男性乳腺癌则较为少见。随着医疗水平的提高，乳腺癌已成为疗效极佳的实体肿瘤之一。

乳腺癌有何表现？

早期乳腺癌的症状大多不明显，一般以乳房肿块、乳头溢液、乳房皮肤异常、乳头或乳晕异常等局部症状为主，由于表现不明显，非常容易被忽视。

乳腺癌患者中晚期会出现恶病质的表现，可伴有食欲不振、厌食、消瘦、乏力、贫血及发热等症状。部分患者可因转移出现转移灶的相关症状，以肺、胸膜、骨、肝和脑为主。

乳腺癌如何防治?

乳腺癌应采用精准化及综合性的治疗原则,根据肿瘤的生物学行为和患者的身体状况,联合运用多种治疗手段(包括药物治疗、手术治疗、放射线治疗及中医治疗等),兼顾局部治疗和全身治疗,以期提高疗效和改善患者的生活质量。

这里我们特别提一下药物治疗,根据药物的作用机制不同,将药物治疗分为化学药物治疗、内分泌治疗(激素治疗)以及靶向治疗。靶向治疗是通过特异性干扰,进而阻断肿瘤生长的治疗手段。与化疗相比,其对正常细胞的影响较小,治疗过程中患者的耐受性较好,适用于 HER-2 基因阳性的乳腺癌患者。电影里提到赫赛汀就是靶向药物,也是乳腺癌精准治疗的一部分。正是有了这些新药,乳腺癌疗效不断提高,有望有一天最终被人类征服。

对于乳腺癌的预防,世界卫生组织建议通过调整日常生活方式,重视疾病的筛查工作,一定程度上可减少疾病的患病风险。

预防乳腺癌的生活常识

预防乳腺癌要注意生活方式,精神调节,饮食习惯等。下面为大家介绍一下预防乳腺癌的生活常识。

1. 改变饮食习惯:采用低脂高纤的饮食方式,多食用谷类、蔬菜及豆类。

2. 不吃高盐食物:高盐食物易使乳房胀大,月经来前的

7～10 日尤其应避免这类食物。

3. 穿稳固的胸罩：预防乳腺癌要穿稳固的胸罩。胸罩除了可防止乳房下垂外，更重要的是能防止已受压迫的乳房神经进一步受到压迫，消除不适。

4. 避免使用利尿剂：利尿剂有助于排放体内的液体，也能减轻乳房的肿胀。但过度使用利尿剂会导致钾的流失、破坏电解质的平衡，影响葡萄糖的形成，对乳房健康不利。

5. 经常按摩乳房：轻轻按摩乳房，可使过量的体液再回到淋巴系统。按摩时，先将肥皂液涂在乳房上，沿着乳房表面旋转手指，画一个硬币大小的圆。然后用手将乳房压入再弹起。这对消除乳房不适很有好处。

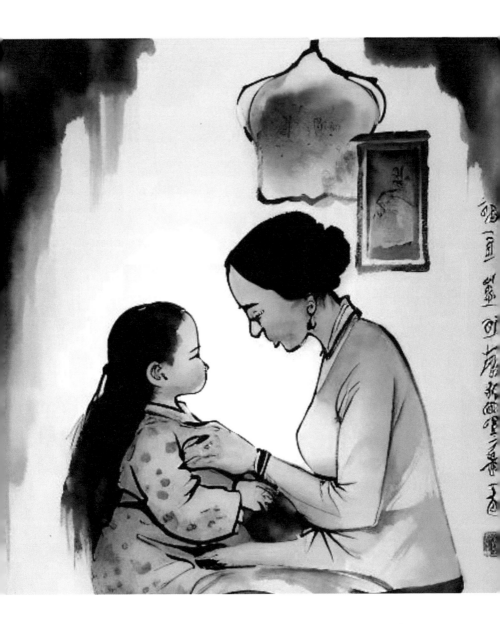

5

电影《关于我妈的一切》中
信念的力量

电影《关于我妈的一切》描述了一个这样的故事：徐帆饰演的妈妈季佩珍是这个家的灵魂所在，她像有分身术一样能照顾到每一个人。在她的面面俱到之下，这个家看上去井然有序，然而事实并非如此。在妈妈季佩珍眼里，张婧仪饰演的女儿李小美永远都是最优秀的，却不知在北京工作生活的她还有另一面。女儿对妈妈的掌控有多抵触，季佩珍更是不了解。许亚军饰演的医生丈夫李文舫因几年前的一次失误，至今还无法拿起手术刀。婆婆患有阿尔茨海默病，生活都无法自理……就在身为教师的季佩珍刚刚退休，似乎能松一口气多拥有些自己的时间，却被查出了恶性肿瘤四期。如果妈妈只剩下 4 个月的生命，这家人的幸福生活又该如何继续下去呢？

而季佩珍面对肿瘤乐观的态度是值得称道的，今天我们就来聊聊信念的力量。

信念与疾病

信念是一种意志，是一种心态，是一种追求，是一种力量，是一种激励。信念的力量无穷无尽，可以支撑人战胜许多困难，不达目的誓不罢休。

古今中外的不少临床案例中，不乏顽疾患者承蒙人间大爱，以坚强的信念最终战胜病魔奇迹康复的事迹。永恒的信念，执着的追求，能让你健康，也能使你成功。

顽疾来袭时，有多少人只会感叹命运的不公？悲伤、绝望、埋怨、愤恨，甚至精神崩溃。这种状态不但不利于疾病的治疗和康复，反而会加重病情。正如有些肿瘤患者，在确诊后不久即死亡。有人曾说过在死亡的肿瘤患者中，有 1/3 是被"吓死"的。很多时候击败一个人的不是别人，而是由于自己失去了信念。人一旦失去生活下去的勇气，几乎就不再可能挽回自己的生命。正如罗曼·罗兰所说：最可怕的敌人，就是没有坚强的信念。

信念是战胜肿瘤的巨大力量

英国皇家医学院对 475 名癌症手术患者的康复研究发现，那些自信能战胜癌症，有良好心理素质的癌症患者，手术后有 67% 的人生存了 10 年以上。相反，对癌症极度恐惧，压力过大的人，有 80% 在手术后不久便相继去世。与其说他们是死于癌症，不如说是死于脆弱的心理。如果说脆弱是生命的悲哀和无奈，绝望、逃避就是意志的沉沦和丧失，那么永恒的信念、执着的追求则是理想的升华。

美国卡尔·西蒙顿医生，运用"想象疗法"治好了自身的皮肤癌。他的话更令人深思：为什么化疗在有些人身上有效，却对另一些人毫无作用？为什么有些人能靠食疗等手段康复，而另一些人却只能无助地死去？有些人能从癌症中康复，有些人不能，信念是关键因素。真心相信治疗手段的人，会因治疗而感受到希望，随之而来的是积极的生活态度。积极的态度作用于大脑，使大脑产生有利于免疫系统的物质，从而促进自我修复。

科学研究证实，每个人都有异常强大的潜能。它一旦被激活，会让人有意外的收获，甚至是奇迹。信念可以充分激活或调动机体的这种潜能，使机体的功能发挥到极致，让内分泌和免疫功能始终维持在一个最佳状态以战胜疾病。古希腊名医希波克拉底曾指出："人的精神是自己疾病的良医。"身体的健康在很大程度上取决于精神的健康。研究发现，良好的情绪、积极的心态，能增强大脑皮层的功能和整个神经的张力，进而影响自主神经系统、内分泌系统，由神经递质等中介物质刺激皮质激素、脑啡肽等物质的分泌。人体的免疫系统就像一个尽忠职守的哨兵，时刻监测人体的各个部位，一旦发现癌变苗头，便会迅速调集各路"精兵强将"围歼癌细胞。它还能最大限度地调动具有抗癌作用的 T 淋巴细胞、巨噬细胞、自然杀伤细胞的活性，共同围剿或杀灭癌细胞，利于癌症患者的自愈。

信念明灯

一个人活着，无论外界的环境多么恶劣，只要心中信念的灯亮着，所有的绝境都算不了什么。因为任何外来的不利因素都扑灭不了你对人生的追求和对美好生活的向往。由此看

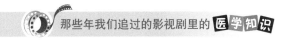

来，依靠信念的力量战胜病魔，有时确实比药物更重要。因为，信念的力量可以强大到让你无法想象，信念的力量足以撼动天地。尽管信念的强大作用，还难以用目前的科学知识真正解释清楚，但客观存在的事实是任何人都无法否定的。

6

纪录片《众病之王：癌症传》与
肿瘤的生物疗法

　　《众病之王：癌症传》是美国非常好的抗癌纪录片。影片描述了人类从 1930 起和肿瘤的不断斗争，治疗手段也从 1940 年的单纯化疗到后来逐渐丰富。从放射治疗到靶向治疗，从临终关怀到生物疗法，人类始终在不断攻克肿瘤的路上。

　　这里，想重点谈谈大家所不熟悉的生物疗法。

生物疗法是什么？

　　生物疗法利用源于活的生物体制成的制剂或合成的物质来治疗癌症。某些类型的生物疗法利用身体免疫系统的自然能力来检测和杀死癌细胞，而一些类型免疫系统能直接定位癌症细胞。生物疗法包括单克隆抗体，细胞因子，治疗性疫苗，卡介苗，杀灭癌症病毒，基因治疗和过继转移。

　　生物疗法包括使用活的生物体、活的生物体提取物或实验室制成的生物体来治疗疾病。某些治疗癌症的生物疗法使用疫苗或细菌刺激机体的免疫系统出现免疫反应来对抗癌细胞。这些类型的生物疗法，有时被统称为"免疫疗法"或"生物反应调节剂治疗"，这些治疗不直接针对癌细胞。其他生物疗法，

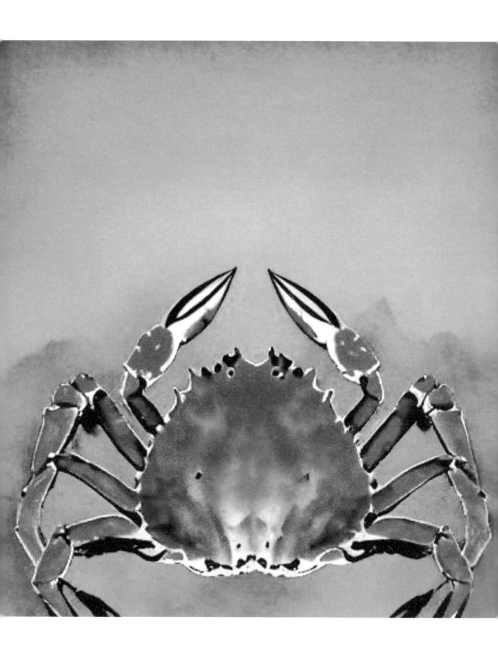

如抗体或遗传物质片段（脱氧核糖核酸或核糖核酸），是直接针对癌细胞。脱氧核糖核酸（deoxyribo nucleic acid，DNA）和核糖核酸（ribonucleic acid，RNA）是所有生物体中遗传物质的化学转运体，DNA 储存了几乎所有的遗传物质，然后将其传递给后代，而 RNA 参与传递基因所需的遗传密码——蛋白质合成。干预特定肿瘤的生长和进展的分子生物疗法也被称为靶向治疗。

对癌症患者而言，生物疗法可用癌症本身或其他癌症治疗的副作用来治疗癌症。尽管许多形式的生物疗法已经被美国食品和药物管理局批准，其他一些生物疗法仍然处于实验阶段或主要由癌症患者参与的临床试验阶段。

什么是免疫系统，以及它在癌症生物疗法中扮演什么样的角色？

免疫系统是由器官、组织和特定的细胞组成的一个复杂的网络。它能识别并摧毁外来入侵者，如细菌或病毒，以及一些受损、患病或体内异常细胞，包括癌细胞。免疫反应被触发时，免疫系统遇到的一种被识别为"异类"的物质称为抗原。

白细胞是免疫系统反应中主要的成员。一些白细胞包括巨噬细胞和自然杀伤细胞，在身体内巡逻，寻找外来侵略者和患病、损坏或是死亡的细胞。这些白细胞为机体提供一般或非特异性的免疫保护。

其他的白细胞包括 T 淋巴细胞和 B 淋巴细胞，它们对特定的目标起作用。T淋巴细胞可释放直接破坏微生物或异常细胞的化学物质。B淋巴细胞可产生抗体，并在外来入侵者或异常细胞上标记，由免疫系统的另一些单位来破坏这些标记细胞。还有其他的白细胞，如树突状细胞起着确保T淋巴细胞和B淋巴细胞有效地工作的作用。

人们普遍认为，身体的免疫系统天生就有检测和破坏异常细胞以及防止癌症的发展的能力。然而，一些肿瘤细胞能够通过使用一个或多个策略逃避检测。例如，癌症细胞可以通过遗传变化，导致肿瘤相关抗原的丧失，使免疫系统对癌症细胞"视而不见"。他们也可能通过不同的机制来抑制免疫反应或避免被T淋巴细胞杀死。

癌症免疫治疗的目标是有效克服抗肿瘤免疫反应这一障碍。这些生物疗法恢复或增加特定部分的免疫系统的活力从而阻断癌细胞产生的免疫抑制信号。

单克隆抗体是什么，如何在
癌症的治疗中使用它们？

单克隆抗体是实验室制成的结合特异性肿瘤细胞表达抗原的抗体，如存在于癌细胞的表面，但没有（或表达水平较低的）正常细胞的蛋白质。

研究人员在小鼠身上注射来自人类癌细胞的抗原来制作单克隆抗体。然后他们从小鼠身上获得了抗体产生的细胞，并将每个细胞与骨髓瘤细胞（一种恶性癌细胞B细胞）融合产生一种称为杂交瘤细胞。每个杂交瘤将产生完全相同的子细胞或克隆，因此称为单克隆，由不同的克隆分泌的抗体对结合抗原最紧密的抗体进行识别。大量的抗体可以通过这些杂交瘤细胞产生。因为小鼠抗体本身可以引起人体的免疫反应，从而降低其有效性，小鼠抗体往往尽可能通过"转人化"使之类似人类的部分更多些，而小鼠部分少些。这过程要通过遗传工程进行。

一些单克隆抗体刺激产生破坏癌细胞的免疫反应。类似B细胞自身产生的抗体，这些抗体包裹在癌细胞表面，由免疫系统触发对癌细胞毁灭的指令。美国食品药物管理局批准这种类型的单克隆抗体包括靶向目标针对非霍奇金淋巴瘤细胞CD20$^+$抗原的利妥昔单抗和针对慢性淋巴细胞白血病（chronic lymphocytic leukemia，CLL）CD52$^+$抗原的阿仑单抗。利妥昔单抗也可能直接触发细胞死亡（凋亡）。

另一组单克隆抗体通过结合免疫细胞表面的受体和阻止免疫细胞攻击包括癌细胞在内的自身组织的抑制信号，从而刺激抗肿瘤免疫反应。这样一个单克隆抗体——伊匹单抗，已被美国食品药物管理局批准用于治疗转移性黑色素瘤和其他正在进行的临床研究。

其他单克隆抗体干扰肿瘤的生长必要的蛋白质合成。例如，贝伐单抗针对血管内皮生长因子（vascular endothelial growth factor，VEGF），而血管内皮生长因子是由肿瘤细胞和在肿瘤的微环境中促进肿瘤血管的生长的其他细胞分泌的一种蛋白质。当遇到贝伐单抗，血管内皮生长因子不能与其细胞受体相互作用，从而阻止导致新血管生长信号传导。

同样，西妥昔单抗和帕尼单抗的靶向目标是表皮生长因子受体（epidermal growth factor receptor，EGFR），曲妥珠单抗靶向目标针对人类表皮生长因子受体 2（HER2）。单克隆抗体结合到细胞表面生长因子受体阻止向靶向受体发送他们的正常生长促进信号。他们也可能触发细胞凋亡和激活免疫系统来破坏肿瘤细胞。

另一组用于癌症治疗的单克隆抗体是免疫偶联物。这些单克隆抗体有时也被称为免疫毒素或抗体偶联药物，由附着在杀死癌细胞的抗体组成，如植物、细菌毒素（一种化疗药物）或放射性分子。抗体的特异性抗原附着在癌细胞的表面，由细胞分泌杀死细胞的物质。美国食品药物管理局批准的含标记的单克隆抗体以下述方式起作用：替伊莫单抗靶向针对 CD20$^+$ 抗原提供放射性钇-90 到 B 细胞非霍奇金淋巴瘤细胞；托西莫单抗针对 CD20$^+$ 抗原提供放射性碘-131 的非霍奇金淋巴瘤细胞；Kadcyla 的靶点是为 HER-2 分子，该药作用机制是为 HER-2 表达的转移性乳腺癌细胞提供 DM1 药物（DM1 药抑制细胞增殖）。

细胞因子是什么，如何在癌症的 治疗中使用它们？

细胞因子是由白细胞产生的信号转导蛋白。它们是用来协调和调节免疫反应、炎症和造血（即新的血细胞的形成）。2 种类型的细胞因子是用于癌症患者的治疗：干扰素（interferon，INF）和白细胞介素（interleukin，IL）。第 3 种类型被称为造血生长因子，用以减少某些化疗药物的不良反应。

研究人员发现，一种类型的干扰素，如干扰素α可通过激活特定的白细胞如自然杀伤细胞和树突状细胞，从而提高肿瘤患者的免疫力。干扰素α也可以抑制癌细胞的生长或促进它们的死亡。目前干扰素α已被批准用于治疗黑色素瘤、卡波西肉瘤和一些血液系统恶性肿瘤。

像干扰素、白细胞介素在人体正常的免疫反应及对癌症的应答中起着重要的作用。研究人员已经确定了包括白细胞介素-2在内十几个不同的白细胞介素，也被称为T细胞生长因子。IL-2主要由活化的T细胞自然产生的。它增加包括细胞毒性T细胞和自然杀伤细胞在内的白细胞的增殖，使抗肿瘤免疫反应增强。IL-2促进B细胞进一步产生靶向针对肿瘤细胞的抗体。在实验室中制成的IL-2已被批准用于转移性肾细胞癌和转移性黑色素瘤的治疗。研究人员目前正在研究是否白介素治疗与其他类型的生物疗法相结合可以提高其抗癌作用。

造血生长因子是一类特殊的细胞因子。所有的血细胞产自骨髓中的造血干细胞。由于化疗药物的靶向为增殖中的细胞，包括正常的血液干细胞，故化疗消耗体内的干细胞和血细胞。起着运输氧气和营养物质的血细胞减少可引起贫血。负责凝血的血小板减少往往导致异常出血。最后，白细胞计数降低会导致化疗患者容易感染。

多种促进各种血细胞增长的生长因子已被批准用于临床医疗。促红细胞生成素刺激红细胞的形成，而IL-11可增加血小板的生产。粒细胞-巨噬细胞集落刺激因子和粒细胞集落刺激因子增加白细胞的数量，降低感染的风险。这些药物辅助治疗可以让患者继续完成化疗方案，否则可能因为血细胞的数量降低暂停化疗或减少化疗药物剂量。

上述二者也可以通过增加抗癌 T 细胞数量增强免疫系统的特异性抗肿瘤反应。因此，二者的使用与通常其他生物疗法相结合以增强抗肿瘤的免疫反应。

什么是治疗癌症的疫苗？

研制治疗癌症的疫苗的目的是治疗已经进展而不是防患于未然的癌症。用于治疗癌症的疫苗含有癌相关抗原以增强免疫系统对病人的肿瘤细胞反应。肿瘤相关抗原可以是蛋白或在癌细胞表面或内部发现的另一种类型的分子，这类分子可以刺激 B 细胞或 T 细胞攻击癌细胞。

有些正在研制的疫苗其靶向是在多种肿瘤细胞中发现的抗原。这些癌症疫苗正在多种癌症患者中进行临床试验，包括前列腺癌、结肠癌、肺癌、乳腺癌和甲状腺癌。其他的癌症疫苗的靶向抗原是一个特定类型的癌症。还有其他的疫苗是针对特定的一个患者的肿瘤抗原而设计并需要为每一个患者定制。一种治疗癌症的疫苗需要获得美国食品药物管理局的批准，晚期前列腺癌疫苗就是这种情况。

因为看到癌症疫苗的毒性作用有限，它们也在与其他形式的治疗如激素治疗、化疗、放射治疗及靶向治疗联合使用并进行临床试验。

卡介苗疗法是什么？

卡介苗（bacillus calmette guerin，BCG）是第一个美国食品药物管理局批准的生物疗法。卡介苗中含有不会引起人类致病的，毒性较弱的活的结核细菌。这是医学上第一次对肺结核使用疫苗。当直接插入膀胱导管后，BCG 刺激产生的免疫反应不仅指向外来细菌本身也针对膀胱癌细胞。不清楚卡介苗是怎样发挥抗癌作用，但治疗效果是有据可查的。70% 的早期膀胱癌患者在运用 BCG 治疗后缓解。

BCG 对于其他类型的癌症治疗也正在研究中。

溶瘤病毒疗法是什么？

溶瘤病毒疗法是一种实验中的生物疗法，它涉及对癌细胞的直接杀伤。溶瘤病毒会感染正常细胞与癌细胞，但对正常细胞几乎没有影响。相反，它们很容易在癌细胞中复制、繁殖，最终导致癌细胞死亡。有些病毒如呼肠孤病毒，纽卡斯尔病毒和腮腺炎病毒均可自然溶瘤，而其他包括麻疹病毒、腺病毒和牛痘病毒可以调整或修改以适应在肿瘤细胞中有效复制。此外，溶瘤病毒可以通过遗传工程优先在产生特定的癌相关抗原的癌细胞中感染和复制，如 EGFR 和 HER-2。

使用溶瘤病毒的挑战之一是，在有机会攻击癌细胞之前它们可能被患者本身的免疫系统破坏。研究人员已经研究出多种办法来克服这一挑战，如共同运用免疫抑制的化疗药物环磷酰胺和病毒或给病毒"戴"一个保护壳。但对患者的免疫反应可能有好处：虽然它可能妨碍病毒运输期间溶瘤病毒的治疗作用，但可以提高病毒感染肿瘤细胞后的癌细胞的破坏效果。

虽然改良型腺病毒（H101）已被批准在中国的头部和颈部癌症患者的治疗中使用，但美国尚未批准溶瘤病毒的使用。几个溶瘤病毒目前正在临床试验中。研究人员还在研究溶瘤病毒是否可以结合其他类型的癌症疗法，或是否可用于敏感患者肿瘤的辅助治疗。

基因治疗是什么？

基因治疗是尝试将遗传物质（DNA 或 RNA）引入到活体细胞中一种治疗，这一治疗形式尚在实验阶段。许多类型的癌症正在进行基因疗法的临床试验研究。

一般遗传物质不能直接插入到人类细胞中。它是通过一个介质或载体传送至细胞。最常用的基因治疗载体是病毒，因为我们已经发现它们将遗传物质带入细胞的能力。科学家改变这些病毒特性使它们能更安全地作用于人体（例如，通过让病毒基因失活并对其结构进行修改使之只能传递治疗性遗传物质），抑或提高它们识别和进入靶细胞的能力。各种脂质体（脂肪颗粒）和纳米颗粒也被用作基因治疗的载体，而科学家们正在研究这些载体适合的靶向特定类型肿瘤细胞的制作方法。

研究人员正在研究用几种基因疗法治疗癌症。一些方法靶向针对肿瘤细胞，能消灭或阻止肿瘤细胞成长。另一些方法则针对健康的细胞，增强其抵抗癌症的能力。在某些情况下，研究人员从患者移除细胞，把这些细胞在实验室中予以基因治疗后将这些细胞回输给患者。在其他情况下，会直接给予患者基因治疗。一些正在研究中的基因治疗如下。

更换一个已经变化的肿瘤抑制基因，产生一个带有正常基因的非功能性蛋白（或无蛋白）。由于肿瘤抑制基因（如 *TP53* 基因）在预防癌症中发挥作用，这些基因的功能恢复正常可能抑制癌细胞生长或抑制癌症复发。

引入遗传物质阻断癌基因表达，其表达产物促进肿瘤生长。短的 RNA 或 DNA 分子与基因的信使 RNA（mRNA）互补序列可以包装到载体或直接插入细胞。这些小分子称为寡核苷酸，可以绑定到靶向的 mRNA 进行表达，阻止其翻译成蛋白或导致其降解。

改善癌症患者的免疫反应。将细胞因子基因导入体内，使之发挥免疫调节作用。通过直接抑制肿瘤细胞生长或间接激活抗肿瘤免疫功能等机制达到治疗肿瘤目的。

1. 把基因插入癌细胞，使它们对化疗、放射治疗或其他治疗方法更敏感。

把基因插入健康的造血干细胞，以使它们更能抵抗癌症治疗的不良反应如高剂量的抗癌药物引入"自杀基因"到患者的癌细胞。自杀基因是一个基因产物，能够激活"药物前体"（一种有毒药物的无效形式），导致药物毒性是只产生在予以该药的患者的癌细胞上，这是由于癌细胞上表达的酶可催化无毒的药物前体转变为细胞毒物质。不表达的自杀基因的正常细胞中不受此药物的影响。

2. 插入基因来阻止癌细胞产生新的血管（抑制血管再生术）。

在美国，必须至少两个研究机构的审查委员会通过，才可以进行基因治疗的临床试验。基因疗法的协议还必须获得的美国食品药品管理局（管理所有基因治疗产品）的批准。此外，由美国国立卫生研究院资助的基因治疗临床试验必须在美国国立卫生研究院的重组 DNA 咨询委员会注册。

什么是过继性 T 细胞疗法？

细胞过继转移是一种实验性的抗癌疗法，试图提高患者 T 细胞天然的抗肿瘤能力。在这类疗法中，研究人员首先从已经侵入病人的肿瘤中获取细胞毒性 T 细胞。确认细胞最大的抗肿瘤活性，并在实验室中大量繁殖这种细胞。然后患者经治疗后把实验室培养的 T 细胞注入患者体内。

另外一种最近开发的治疗形式也是一种基因治疗。研究人员从患者的少量血液中分离出 T 细胞，通过在细胞中插入用于识别特定患者的癌细胞的基因从而对细胞进行基因修饰，并培养了大量经基因修饰的细胞。然后将经基因修饰的细胞注入患者体内。由变性的 T 细胞表达的受体允许这些细胞连接到肿瘤细胞表面的抗原，进而激活 T 细胞以攻击并杀死肿瘤细胞。

恶性黑色素瘤常会导致大量侵入细胞毒性 T 淋巴细胞引起免疫反应，因此，过继转移首先被研究用于治疗转移性黑色素瘤。伴有基因变性的 T 细胞的过继性细胞转移也被研究作为其他固体肿瘤，以及血液系统恶性肿瘤的治疗。

生物疗法的不良反应是什么？

各种不同的类型的生物疗法副作用也不同。但这些治疗中输注或注射部位的疼痛、肿胀、疼痛、红肿、发痒与皮疹相当普遍。

不同类型的生物疗法有着各自罕见且严重的副作用。但也要及时治疗免疫反应引起的类似流感的症状，包括发烧、发冷、乏力、头晕、恶心或呕吐、肌肉或关节疼痛、疲劳、头痛，偶有呼吸困难及血压降低或提高。同时，生物疗法也会导致严重，甚至致命的过敏反应。

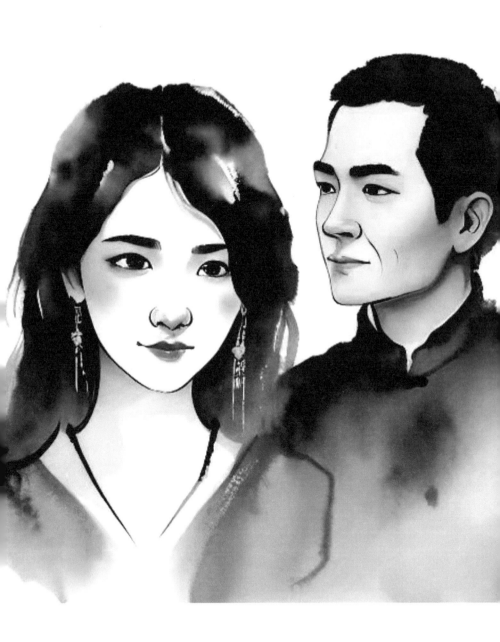

从《血疑》说起

《血疑》是日本东京广播公司 1975 年播出的日本电视连续剧，由山口百惠和三浦友和主演。

《血疑》主要讲述天真善良的大岛幸子，在父亲的研究室不幸受到生化辐射，患上白血病，需不断输血。可她的父母都和她的血型不同，唯有她的男朋友相良光夫的血型与她相符，而幸子的特殊 Rh 阴性 AB 血型又引出了她的身世之谜，并由此演绎出一段感人肺腑的动人故事。这部经典影片可以说是一代人的回忆。

什么是白血病？

白血病是一类造血干细胞恶性克隆性疾病。克隆性白血病细胞因为增殖失控、分化障碍和凋亡受阻等机制在骨髓和其他造血组织中大量增殖累积，并浸润其他组织和器官，同时抑制正常造血。临床可见不同程度的贫血、出血、感染发热以及肝、脾、淋巴结肿大和骨骼疼痛。据报道，我国各地区白血病的发病率在各种肿瘤中排第六位。如今白血病的发病率越来越高，患者的年龄也渐趋幼龄。这不仅对患者造成严重的伤害，而且给患者的亲人们也带来了巨大的痛苦。去年 8 月，曾参演过电影《建党伟业》、电视剧《卫子夫》《兰陵王妃》《新萧十一郎》等作品的演员王洁曦因白血病治疗无效去世，年仅26 岁。而王洁曦的最后一条微博还停留在 5 月 14 日的"你不知道会有多坚强，除了坚强，你别无选择"。看了以后不禁让人潸然泪下。

白血病按起病的缓急可分为急、慢性白血病。急性白血病细胞分化停滞在早期阶段，以原始及早幼细胞为主，疾病发展迅速，病程数月。慢性白血病细胞分化较好，以幼稚或成熟细胞为主，发展缓慢，病程数年。

白血病患者的血真的是白的吗？

当然不是。白血病这个名字来自慢性粒细胞性白血病，19 世纪中叶第一次被命名。慢粒患者的白细胞可以达到几十万，是正常人的数百倍，这种情况下的血液确实略呈白色。但是学术一点来说，白血病的英文名字叫做"leukemia"，其中"leuko-"的前缀的意思是"白细胞的"，"-emia"的后缀的意思是"×× 血症，血中 × 物质增多"。所以也可以理解为是白细胞血症，称为白血病。

造成白血病的原因有哪些？

至今为止，白血病的确切病因还没有找到。一般认为，有3 大类影响因素。首先是毒物接触。目前已经被证明会导致白血病的化学物质是苯及其衍生物，多存在于橡胶和染料中。家庭装修中最常见的甲醛污染与白血病之间的关系，反而没有确切的临床证据。除此之外，一些化疗药物也可能导致继发性的血液肿瘤。

其次是辐射。整个身体或部分躯体受到中等剂量或大剂量辐射后，可能诱发白血病。如核电泄漏就被证明可使附近居民患上白血病。

最后是一些特定病毒。这类病毒在生活中极为少见，因此不必太过担心。

对很多人关心的遗传因素，只能说，基因是否会导致白血病的易感性，尚处在观察阶段，并没有确切证据证明白血病具有明显的家族倾向性。家人同患白血病的情况，更多归因于他们相同的生活环境中存在白血病诱发因素。

白血病如何预防？

平时我们要注意以下几点，特别是婴幼儿。

1. 装修房屋要选用绿色环保材料。房屋装修完毕切不要着急搬入，应通风 6 个月以上。搬家前尽量请环保部门检测相关指标，居室勤通风。

2. 日常生活中，我们受到如电影里放射性核素辐射的可能性十分小，但儿童、孕妇还是应避免近距离长时间接触电磁炉、微波炉等产生强磁场的电器，手机要少用。

3. 多注意日常生活保健，多到空气清新的公园、绿地做户外运动，增强自身体质，提高免疫力，降低患各种感染性疾病的概率。

4. 合理用药，即使小病，也应在医生指导下科学用药，不能随便服药。

5. 不要饮用污染水，如怀疑水源被污染，可选用纯净水、矿泉水。

6. 要保持良好的生活习惯，避免吸毒、饮酒、不良性生活，注意不要让儿童、孕妇被动吸烟。

7. 要选用信誉、质量好的食品，警惕假冒伪劣食品，尽量不用熏炸食物。

8. 尽量食用无公害瓜果蔬菜，食用前多浸泡。

值得警惕的异常身体信号

白血病及其他血液疾病多半是难治性疾病，即使患病，患者常不能自己察觉，多因其他疾病就医或健康体检时被发现。早期发现，早期治疗尤为重要。

以下 10 种身体异常，要高度警惕。

1. 身体日渐虚弱，长叹"今不如昔"，精神倦怠，肢体酸沉，少气无力，嗜卧懒动。

2. 弱不禁风，经常感冒，或感冒经久不愈；常有低热，甚或高热。

3. 头晕、头痛、头昏、眼花、耳鸣、心悸、气短，甚至晕厥。

4. 面色苍白，萎黄，虚浮，唇舌淡无血色，结膜色淡；或见眼窝黯黑（俗称黑眼圈），或面色赤红紫黯而无光泽。

5. 毛发枯槁不泽，脱发；指甲平塌凹陷，易折易裂；皮肤干燥皱缩，弹性较差；口腔糜烂，牙龈肿胀，舌面光剥无苔。

6. 皮肤常见出血斑点或青紫斑点，轻微刺伤、划伤即出血不止，碰撞挤压，皮下即见大片青紫瘀斑。

7. 经常鼻出血、牙龈出血，口腔及舌面紫黯血泡；女子月经过多如崩如注，或不分周期淋漓不断。

8. 胸骨、胫骨压痛，四肢关节疼痛或骨痛。

9. 腹胀，肝、脾、淋巴结肿大。

10. 血液及骨髓检查异常。

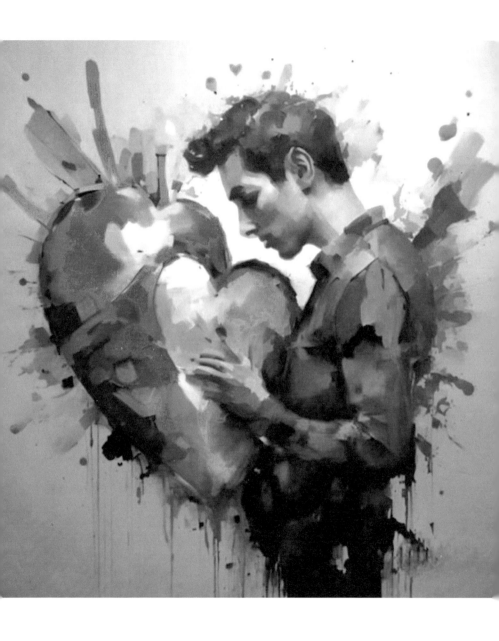

8

《在世界中心呼唤爱》
——当女主角罹患多发性骨髓瘤

电影《在世界中心呼唤爱》改编自日本同名小说，是一部青春爱情电影，讲述了欧豪饰演的柯达收到了来自20年前的一个包裹。唤起了他的回忆，令他踏上了重回故乡之路。

沿着记忆的路线，柯达一路辗转回到高中时期的母校。尘封的往事、埋藏在心底的岁月与天使般的少女夏叶（张慧雯饰演）。那些关于青春与初恋的回忆涌上心头。

那时的他们一同上学，一起去冒险，共同约定要前往世界的中心，单纯的爱让他们倍感幸福。然而残酷的现实无法逃避——夏叶罹患了多发性骨髓瘤，但相知相爱的两颗心却也更加坚定。

这趟回忆之旅让徘徊在往事迷宫中的柯达敞开了封闭已久的心，他重新看见过去，也发现未来。柯达想起他和夏叶的约定，继续找寻夏叶生前最挂念的世界中心。

这里，我们就一起聊聊女主角的疾病——多发性骨髓瘤。

什么是多发性骨髓瘤？

多发性骨髓瘤是一种起源于骨髓中的浆细胞血液系统恶

性肿瘤，而浆细胞是 B 淋巴细胞发育到最终功能阶段时的细胞。其病因与发病机制不清楚。可能与电离辐射、慢性刺激、病毒等癌基因高表达有关。也可能与一些细胞因子有关。发病率为（1～5）/10 000。

多发性骨髓瘤平均发病年龄为 60 岁，中位生存时间 6～7 年，生存期 10 年以上的也有 20%～30%。所以说，多发性骨髓瘤一般是老年人的疾病，而像电影中女主角那么年轻就罹患了多发性骨髓瘤在现实生活中可能性很小。

多发性骨髓瘤有何表现？

多发性骨髓瘤最临床表现除贫血、出血、感染等临床表现外，可有蛋白尿（甚至尿毒症）、骨痛（重者会有骨折）、高凝状态或静脉血栓等其他临床表现。

1. 骨痛：骨痛是本病的常见症状。疼痛的程度轻重不等，早期往往是暂时的、轻度的，随着疾病的病程进展可以逐渐变为持续而严重。如果疼痛剧烈或者骤然加剧，一般提示发生了病理性骨折。

2. 贫血：贫血是本病另一常见的临床表现。检测血常规时表现为血液中的血红蛋白低于参考值的状态。

3. 反复感染：本病患者易继发感染，细菌感染尤以肺炎球菌性肺炎最多见，其次是败血症与尿路感染。病毒感染中多为周身性水痘。带状疱疹高钙血症血钙升高是由于肾小管对钙外分泌减少、单克隆免疫球蛋白与钙结合及骨质破坏使血钙逸向血中的结果。

4. 高黏滞综合征：血中单克隆免疫球蛋白（M 蛋白）异常增多，一方面会包裹红细胞，降低红细胞表面负电荷之间的排斥力，引起红细胞聚集；另一方面会使血液黏度（特别是血清黏度）增加，血流运行不畅，导致微循环障碍，引起一系列的临床症状称为高黏滞综合征。常见临床表现有头晕、头痛、眼花、肾功能不全、视力障碍、肢体麻木，严重影响脑血流循环时可出现意识障碍、癫痫样发作，甚至发生昏迷。

5. 高尿酸血症：在多发性骨髓瘤中，血尿酸升高＞327 μmol/L 者常见。

6. 淀粉样变性：指的是免疫球蛋白的轻链跟多糖的复合物在组织器官中沉淀。受累的组织器官通常较广泛，包括舌、腮腺、心肌、胃肠道、周围神经、皮肤、肾上腺、肺、肝、脾、肾等均可被累及，可引起舌肥大、腮腺肿大、心肌肥厚、心脏扩大、皮肤肿块或苔藓病、腹泻或便秘、外周神经病、肝脾肿大、肾功能不全等。

7. 肾脏损害：肾脏病变是本病比较具特征性又常见的临床表现。由于异常单克隆免疫球蛋白过量生成和重链与轻链的合成失去平衡会导致过多的轻链生成，相对分子质量仅有 23 000 的轻链能够通过肾小球滤过，被肾小管重吸收，过多的轻链重吸收则造成肾小管损害。除此之外，高尿酸血症、高黏滞综合征、高钙血症、淀粉样变性及肿瘤细胞浸润，均可造成肾脏损害。

8. 神经系统损害：高钙血症、高黏滞综合征、瘤细胞浸润、瘤块压迫、淀粉样变性以及病理性骨折造成的机械性压迫，均可成为引起神经系统病变和症状的原因。

9. 肝脾肿大及其他：淀粉样变性及瘤细胞浸润会致使肝脾肿大。肝大可见于半数以上的病患，脾大则见于 20% 的患者，主要为肝、脾轻度肿大。淋巴结通常不肿大。少数患者可有关节疼痛，甚至出现类风湿样结节、关节肿胀，膝骨关节发生淀粉样变性的表现。

多发性骨髓瘤如何防治？

无症状稳定期骨髓瘤通常无须治疗，只要定期随访即可。如果出现临床症状或者血或尿中 M 蛋白进行性升高，则必须治疗。治疗主要是化疗：治疗方案包括含有美法仑或环磷酰胺的传统化疗方案和新的治疗药物如免疫调节剂、蛋白酶体抑制剂、单克隆抗体及方案。年龄 < 70 岁的患者，若条件允许尽量进行造血干细胞移植。

对于大部分治疗有效的骨髓瘤病人而言，M 蛋白等主要指标在一定时间内处于稳定状态，进入平台期后，可予以免疫治疗以及动态观察等。

医疗纠错篇

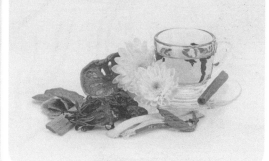

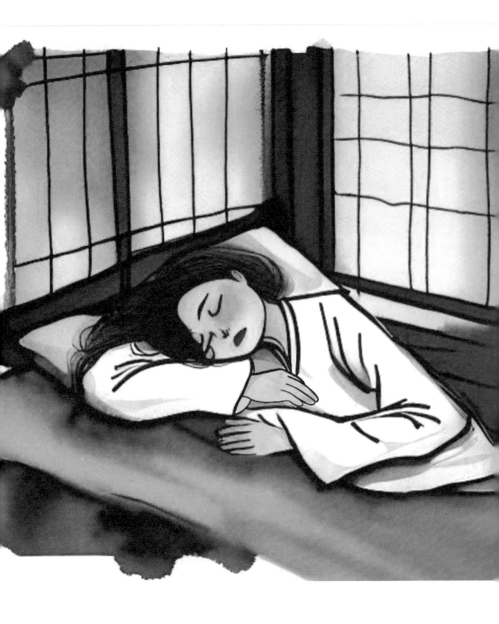

1

从电影《失眠》聊起
——年龄越大对睡眠需求越少，真的吗？

电影《失眠》是一部 2003 年由韩国导演金钟赫执导的浪漫爱情片。权伍中饰演的浪漫爱情漫画家启盛被严重的失眠症困扰。在忍无可忍的情况下，他抱着一丝希望找到一家睡眠科学研究院治愈自己的失眠症。在此期间，他结识了一位网站设计师书颖（金贤珠饰演）。她是所谓的"手册族"，甚至连谈恋爱也要按照《教战手册》来谈，到现在还没谈过什么恋爱。这次，书颖发现了自己喜欢的男人，找启盛商量恋爱必胜秘诀。启盛想以这二人当作自己漫画的主角，带着书颖到处走，传授书颖恋爱的秘方。没想到，他们竟坠入了爱河……

这里，我们重点来聊聊失眠。电影里启盛为了睡觉辗转反侧，而现实生活中失眠很普遍，几乎所有的成年人都会存在偶尔的失眠问题。由于睡眠紊乱，白天他们可能会感觉疲倦。常言道：随着年龄的增长，人们对睡眠的需求就会越来越少。譬如，老年人更容易失眠，对于老年人来说，进入深度睡眠更困难。那么，年龄越大真的对睡眠的需求越少吗？

失眠的真相

事实却是，需要的睡眠量不会改变，但随着年龄的增长，我们开始失去睡眠的能力。很多自身因素，如褪黑素（调节睡眠的一种激素）分泌减少、膀胱能力下降等使我们的睡眠能力减弱。要恢复这种能力，我们才能更加健康长寿。

其他引起失眠的原因如下。

1. 更年期：潮热会干扰睡眠。

2. 行为因素：长期压力和滥用咖啡因或酒精饮料；午睡时间过长；睡觉前吸烟；经常日、夜班交替，导致生物钟紊乱。

3. 心理因素：抑郁、焦虑等。

4. 环境因素：极端温度、环境嘈杂、时差等。

5. 药物副作用：特别是服用含咖啡因的药物。

6. 其他影响睡眠的疾病：如心力衰竭、哮喘、甲状腺功能亢进、肾病、关节炎、不宁腿综合征、睡眠呼吸暂停综合征、帕金森病。

7. 遗传倾向：在患有慢性失眠的人中，35% 的患者都有家族病史。

失眠如何治疗？

1. 西药治疗：安眠药适合短期，低剂量，可以尝试使用。

2. 褪黑素：褪黑素是一种天然激素，由脑部的松果体在夜间分泌。现被广泛用于治疗失眠。人依赖褪黑激素可以更快低入眠，白天也不感到疲倦。但其可能的不良反应包括梦魇、剧烈头痛、抑郁、少精及血管收缩。一般 1～3 mg，睡前 1～2 h 服用。刚开始剂量小一点，随后根据情况需要增加。服用 2 周后，可改善睡眠模式。

3. 草药疗法：很多中药可以帮助睡眠，解除焦虑，平息过度紧张，诱导睡眠及提高睡眠质量等。一般失眠患者多见于心脾亏虚、心虚胆怯、心血瘀阻、肝郁气滞、胃气不和、心肾不交、肝肾亏虚或痰热内扰证等类型，需辩证后择药而治。常用的草药如：五味子、酸枣仁、远志、合欢皮、夜交藤、灵芝、珍珠母等。中成药有酸枣仁胶囊、天王补心丹、归脾丸、珍合灵、交泰丸等。

4. 针灸疗法：针刺特定穴位改善睡眠有效率可达 80%。针刺治疗可以增加血清素的分泌，使人感到舒缓，从而提高睡眠质量，降低夜间醒来的次数。建议在下午或晚上做针刺治疗。用悬灸，针刺足三里、三阴交、阴陵泉等穴位，可以培元固本，养血安神。

5. 芳香疗法：多种精油都有助于刺激大脑神经递质释放，使大脑放松，如：甘菊、薰衣草、马郁兰、玫瑰。将这些精油添加到温水浴中，滴 3～10 滴；或将精油喷洒到卧室；或稀释后涂抹在脖子、肩膀和腕部。用来稀释的基底油，可以是杏仁油、荷荷巴油、蓖麻油、橄榄油等，以 30 ml 加 10 滴的比例配用。

6. 保健按摩疗法：通过解除肌肉紧张，缓解神经系统和改善血液循环，使身体和大脑放松。建议安排在下午晚些时候或晚上早些时候进行按摩。

7. 行为技巧疗法

（1）刺激控制法：如果你发现躺在床上 15～20 min 内还没入睡，那么就下床，做一些容易让人厌倦的事情，产生困意再接着上床睡。最好规定睡觉和起床时间，养成习惯。白天不要睡觉。避免容易引起焦虑的夜间活动，如把工作带回家或收看使你不安的电视节目。

（2）渐进式肌肉放松：吸气时，收紧肌肉，持续 8 s。迅速放松肌肉，持续 15 s。重复上述步骤。

8. 保健品：复合维生素 B、钙、镁等可以缓解压力，解除肌肉紧张。

9. 饮食疗法：限制糖分过高、含咖啡因和过度加工的食物和饮料的摄入。多摄入钙、镁含量高的食物，如牛奶和奶制品（低脂和脱脂）、豆腐、虾、杏仁、绿叶蔬菜（菠菜、甘蓝、花椰菜等）、黑大豆和土豆。肉、鱼、鸡蛋和谷类天然富含维生素 B_{12}。家禽和鱼类是富含维生素 B_6 的天然资源。色氨酸可以在大脑中转换成血清素，而血清素可以帮助睡眠。可以在睡前喝牛奶，吃奶酪、香蕉和火鸡等富含色氨酸的食物和饮料。

改变生活方式，助你远离失眠的困扰

1. 晚餐不宜过饱，睡前不要吃甜食：不宜在睡前喝果汁和含糖量高的零食。血糖起伏容易干扰睡眠。

2. 睡前宜放松，泡个温水澡，但不宜水温太高。

3. 保持室内温度适宜或稍偏凉。

4. 保证室内黑暗和安静。

5. 睡前不要再惦记未完成的工作。

6. 如果在服用激素替代疗法，晚间可服用孕酮，孕酮具有镇静作用。

7. 练习深呼吸可帮助睡眠。

8. 晚上少喝水，以免起夜。

9. 在下午运动有助于夜间睡眠，特别推荐在下午进行快速步行、跑步、骑自行车和瑜伽等运动。晚上睡前 2～3 h 运动会加重失眠。

10. 尽量避免含咖啡因的食物，至少在睡觉前 6 h 内不要食用含咖啡因的食物。如能在午饭后不再摄入任何含咖啡因的食物效果会更好。

11. 不要吸烟。尼古丁是一种兴奋剂，且吸烟的人还会经常做噩梦。首次戒烟后，失眠的概率会增加，但是，如果坚持下去，这种状况很快就会消失。

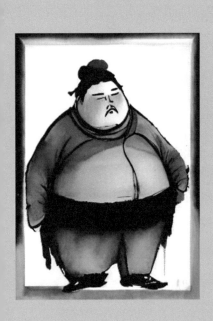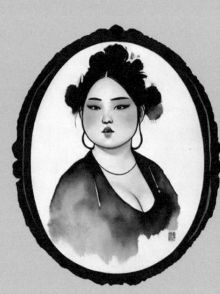

瘦身男女

2

减肥真的没那么简单

电影《瘦身男女》讲述了郑秀文饰演的 Mini Mo 因失恋变成一个 117 kg 的"大肥婆"，在认识了同病相怜的"肥佬"（刘德华饰）后，两人从相识到相知的故事。电影的最后也没有交代刘德华所饰演的角色的名字。正如刘德华饰演的角色所说，像我们这样的胖子，走到哪里都会被叫作"胖子"，你知道我名字也没有用。

可以说肥胖是很多人挥之不去的心结。也因此，不少人为了减肥不择手段。每个肥胖的人几乎都有一个梦想，正如电影《瘦身男女》结尾，2 人通过各种各样的方法，恢复了苗条的身材。那这里，让我们看看以下这些减肥方法靠谱吗？

妙招一：吃得精细养颜瘦身！

"我觉得吃得精细有助于消化，譬如吃苹果我肯定要削皮，还不会把上面的毒素吃入身体内。"

强力纠错：在很多人的印象里面，吃得精细是高品质生活的表现，可以吃出健康和苗条，但事实上并非如此。食物做得过于精细会造成一些有利于健康的物质流失。其次，一味吃细粮以及鸡蛋、牛奶等太精细的食物，很容易导致便秘，对代谢和减肥造成压力。因此，多吃一些富含纤维的食物更能促进肠道蠕动，有利消化和减肥。当然，我们可以因为担心农药而削去苹果皮，不过苹果皮也是帮助体内代谢废物排出的好东西。

妙招二：多餐就能减肥！

"我早就听说少食多餐可以减肥，那样的话，就不会将胃撑大了，所以我就将 1 天吃 3 餐改成了 1 天吃 5 餐。"

强力纠错：少食多餐可以有效地控制我们每餐的食量，让代谢相对处于平稳的状态，但前提是每日摄入的总热量是固定的，我们只是把它们从 3 餐分为 5 餐来吃。但如果你只记住了"多餐"，便没有顾忌地吃，一天下来，比原来你一日三餐的食量还大，结果不言自明。

妙招三：晚睡、熬夜就能瘦下来！

"加班熬夜能够减肥，我的脑子不停地运转，这么辛苦，一定会消耗掉更多的热量。"

强力纠错：累瘦了的说法，越来越站不住脚了。道理很简单，熬夜时间长了，你可能会吃夜宵，吃夜宵则会让你更胖。为什么呢？因为从生物学上讲，人是白天活动的动物，到了晚上，人体的各种机能就自然地进入了休息状态。唯独合成脂肪的胰岛素，在晚上分泌得较多。这就意味着：吃同样的东西，在晚上更容易变成脂肪沉淀下来。所以，从科学养生的角度来说，天亮了就好好工作，天黑了就要好好休息。

妙招四：吃素绝对可以变瘦！

"吃素瘦身有什么可以怀疑的？我平时不吃肉，只是为了让味道好一些，我会多放一些油来炒菜，这样的话，味道也是很不错的呀！"

强力纠错：素食早已成为一个热门话题，很多人认同食素能够减肥。素食，如蔬菜、水果、五谷等，与同等重量的动物性食物比较，其热量是相对较低的。但任何人所吃的热量低过身体的消耗，体内的脂肪便可以慢慢减掉，并不单指素食者。素食中亦不乏高热量的食物，比如炸春卷、素什锦等以多油多糖为主的素菜。而值得注意的是：油比肉产生的热量还要高！一斤油当中是不含水的，而一斤肉烹饪之后也就只剩了八两。如果拿这些高油素食来代替瘦肉类，就很难达到减肥的目的。

妙招五：我蹦、我跳、我运动减肥……

"运动减肥肯定没错吧？我现在每天傍晚陪我儿子练百米冲刺！"

强力纠错：有氧运动才能消耗更多的热量，无氧运动则没有这样的功效。有氧运动必须具备3个条件：即运动所需的能量主要通过氧化体内的脂肪或糖提供；运动时全身大多数的肌肉都参与；运动强度在低、中等之间，持续时间为15～40 min 或更长。如慢跑、快走、健身操、游泳、骑自行车和各种球类运动等。而无氧运动是指肌肉在缺氧的状态下高速、剧烈、爆发的运动。如赛跑、举重、跳高、跳远、投掷或拔河等。想减肥的美女，当然多做有氧运动啦！

妙招六：想减肥——饿，饿，还是饿！

"我觉得减肥考验的就是意志力，必须饿着，直到饿到我满意的体重为止。"

强力纠错：饥饿是一种什么滋味呢？头晕、失眠、乏力等一系列生理上的不良反应。如果你一味地饿下去，低血糖以及胃穿孔是最可能出现的并发症。问题是你的身体并不领情，你一旦连续挨饿，新陈代谢的速度也会随之下降，那么体内燃烧的热量就会变少，这会导致减肥失败。

妙招七：减肥药
——吃吧，吃吧，吃吧，不是罪！

"吃减肥药是个见效快的瘦身方法，它可以让我迅速地瘦下来，所以每每需要减肥我就吃药。"

强力纠错：让我们看看减肥药是怎样起作用的。抑制食欲、增加能量消耗及抑制肠道消化吸收。抑制食欲的减肥药含有苯丙胺、芬氟拉明等成分，能够使食欲下降，减少食物摄入，使体重减轻，但会出现恶心、呕吐或腹泻等不良反应。

而增加能量消耗的减肥药是一些中枢兴奋药和激素类药物，有着对神经和心脏的不良副反应。抑制肠道消化吸收的减肥药可以抑制摄入脂肪的吸收，但可引起腹痛、腹泻等不良反应。所有减肥药的共同点是停药后皆反弹。

妙招八：吸脂是立竿见影的减肥方法！

"为什么不去吸脂呢？我已经做了腹部的吸脂手术，效果好极了！没有什么比用手术刀把脂肪拿走更干脆和痛快的减肥方法了。"

强力纠错：时下，很多人去选择抽脂减肥，认为抽脂想瘦哪儿就瘦哪儿，而且不会反弹，多棒呀！但是你身上皮下的脂肪是被拿走了，内脏的脂肪可没有被拿走呀，这样的减肥办法，暂时成就了你的好体型，但却不能减少心血管疾病的发病率而成就健康。

减肥与抽脂两个概念必须区分。抽脂是以改善身材为目的，从身体的承受能力和确保手术的安全性出发，并不适合大面积减肥。对于身体过于肥胖者，应该在医生和营养师的指导下，依靠合理的饮食习惯并通过适量的运动，来达到健康减肥的目的。

视频5

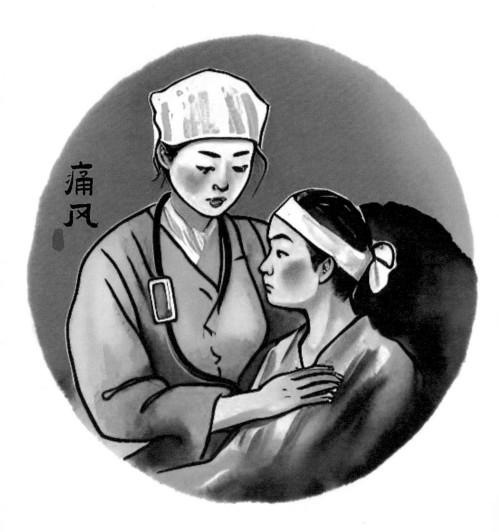

3

痛风——真的是纵欲过度惹的祸吗？

大多数影视剧中痛风的患者角色是男性，具有多种合并症。罹患痛风的患者 61% 为贵族。如英国系列喜剧《维护面子》第四季中海信丝为了被当作上流阶层的一员，让她丈夫假装自己的脚是痛风发作而不是细菌感染，因为痛风是"最高层才可以接受的痛苦"。但是现实生活中只有 5% 的患者可能是高收入者。

什么是痛风？

痛风是因尿酸盐沉积于骨关节、肾脏和皮下等部位引发急慢性炎症和组织损伤的一种疾病，与嘌呤代谢紊乱及尿酸排泄减少所致高尿酸血症直接相关，属于代谢性风湿病。说得通俗点，尿酸高了，沉积到关节、肾脏和皮下，造成组织损伤并引发炎症，所以引起疼痛。因此，痛风病还是应该看风湿免疫科。

痛风是什么原因造成的？

大部分影视剧中将痛风的病因描述为过度放纵：《幻灭》第二季、《生活大爆炸》第七季中描述为肥胖；《马可波罗》第一季、《医生》第十一季等中描述过量饮酒；《山丘之王》第三季、《X档案》第十一季等中表述为老年疾病；《老友记》第九季中描述为遗传因素。各部影视剧中对于痛风的病因概括较为简单，容易以偏概全误导观众。

那么，痛风究竟是什么原因造成的很遗憾，现代医学给出的答案是3个大字"不确定"，即病因不明。痛风分原发性痛风和继发性痛风。原发性就是指具体原因不明，一到两成的原发性痛风是由遗传因素引起的尿酸排出减少所引发；继发性痛风指继发于其他疾病或药物，其中最常见的病因是肾脏疾病，这也就是为什么很多痛风患者都会直接就诊于肾病科的原因。

但是，是不是所有尿酸水平高的人都会得痛风呢？不是，其中只有5%～15%的人会得痛风。在尿酸高的人群里面，一般来说，家里有人得过痛风的患者发生痛风的危险性比较高；40岁以上的男性、更年期以后的女性相对患痛风的风险也比较高。

痛风的症状及危害有哪些？

痛风一般分为无症状期、急性关节炎期、慢性关节炎期。亦有以肾脏病变为主要表现的痛风类型。

1. 无症状期：大多数患者都是高尿酸血症，部分患者有可能痛风终生不发作。

2. 急性关节炎期：一旦出现症状，痛风就进入急性关节炎期了，这个时候的大部分患者都是睡觉到半夜突然发作被痛醒，数小时内一侧的大脚趾关节或踝、膝、腕、指和肘等部位出现红、肿、热、痛或无法活动，甚至有发烧的症状。如果不作处理，一般数天或2周内也会自行好转，接下来就会进入缓解阶段，持续一段时间。

3. 慢性关节炎期：如果症状反复发作，痛风就会进入慢性关节炎期，患者的关节会受到破坏，甚至严重变形影响日常活动，此时还可在耳郭周围、反复发作的关节周边出现痛风石。

4. 以肾脏病变为主要表现的痛风：包括痛风性肾病及尿酸性肾结石病。痛风患者中10%～25%会有肾结石出现。

严重的疼痛、关节损伤贯穿了痛风的整个过程，后期的关节畸形、肾功能损害都大大影响了各年龄段痛风患者的生活质量，给患者造成了严重的心理阴影。

如何治疗和预防痛风？

影视剧中大多未提及痛风的治疗，仅在《马丁医生》在第八季中提及一句需进行血尿酸的监测及使用降尿酸治疗。现实生活中痛风患者对血尿酸的监测以及长期使用降尿酸药物使得尿酸达标才是王道。

痛风急性发作阶段，需要依靠药物来缓解，最常用的是止痛药物如塞来昔布、吲哚美辛、双氯芬酸等，还有秋水仙碱等传统治疗药物；急性期缓解约2周后，可逐步加用降低血尿酸水平的药物，如苯溴马隆、别嘌呤醇等，降低下次痛风的发作风险。

平时最好以预防痛风发生为主。对于有痛风家族史、体检发现高尿酸血症、营养过剩、嗜酒及活动少的高危人群，应该养成良好的作息习惯，适当增加运动，避免暴饮暴食，戒烟、戒酒，避免熬夜。同时，定期每年体检，监测血尿酸水平的变化也必不可少。

对已经患有痛风的患者，预防再发的重点当然应该是控制嘌呤的摄入，增加尿酸的排出，应采取多种非药物手段。

（1）在主食方面可以增加碳水化合物的摄入，比如米、面等，有一定的增加尿酸排出的作用。

（2）严格限制嘌呤的摄入，多吃低嘌呤含量的食物，比如五谷杂粮、蛋、奶、大部分瓜果蔬菜；少吃中嘌呤含量的食物，包括肉类、豆类等等；尽量不吃高嘌呤含量食物，比如动物内脏、海产（虾、蟹、贝壳、三文鱼、沙丁鱼、鳕鱼、吞拿鱼和鲍鱼等）、菌类、黄豆类、扁豆、芦笋以及长时间煲、煮的汤等。

（3）根据体重控制蛋白质的摄入，争取做到蛋白质摄入在 0.8～1.0 g/kg，少吃脂肪及胆固醇含量高的食物，包括肥肉、鱿鱼、内脏、墨鱼等等。脂肪摄取所占的热量应在每天总热量的 20%～25%。

（4）戒酒，尤其是啤酒及白酒，酒精易使体内乳酸堆积，影响尿酸排泄。还应控制盐的摄入，每日用量在 2～5 g，少用辛辣刺激的调味料。

（5）大量饮水，每日保证 2 000～3 000 ml 饮水量，促进尿酸排出。

（6）尽量不用影响尿酸排泄的药物，包括一部分利尿剂，如呋塞米、氢氯噻嗪等，以及阿司匹林、硝苯地平、普萘洛尔等。

（7）适当增加碱性食物的摄入，减少酸性食物的摄入。这里的酸碱性不是指味道上的酸性、碱性。碱性食物是指富含钾、钠、钙、镁等矿物质的食物，比如水果里的猕猴桃、柿子、无花果、香蕉、西瓜、哈密瓜、梨、苹果、杧果、柑橘、橙、葡萄、石榴、荔枝、龙眼、柠檬、李子、桃子和樱桃；蔬菜中的番茄、竹笋、海带、苦瓜、冬瓜、黄瓜、丝瓜、油菜、生菜、白菜、胡萝卜、山药、南瓜等。

（8）适当多吃固肾补肾、行气活血、舒筋活络的食物。中医学认为固肾类药物有助于排泄尿酸，核桃、枸杞、山药、栗子等皆可。

（9）多做运动，使肌肉和关节更稳定，痛风发病后疼痛感较为减轻，但是注意避免剧烈的腿部运动，如登山、长跑等。

视频6

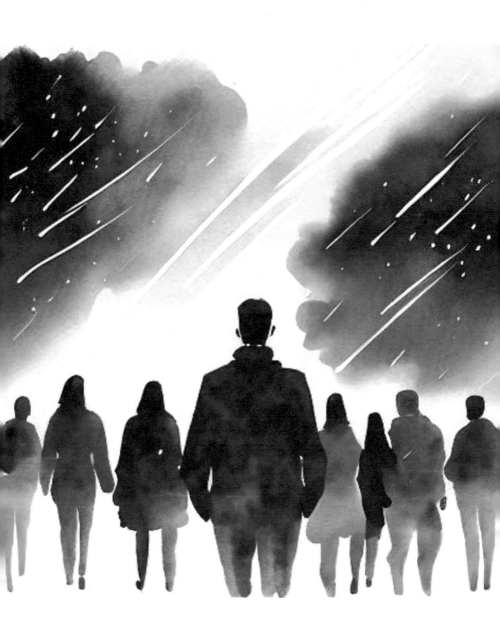

4

从偶像剧中男主角的骨折说起

偶像剧可能是很多人的美好回忆。为了追剧很多人曾经茶不思、饭不想。如果细心的观众会发现《一起来看流星雨》第一集和第十二集，以及《一起又看流星雨》第十六集和十七集中男主角都发生了腿脚骨折。

一提到骨折，大家肯定很多人会想到打石膏或手术，也就是医学上讲的骨折复位及固定，但大部分会忽略很重要一点，那就是骨折的康复治疗。

骨折与康复

随着患者对骨折后骨关节功能以及生活质量的要求越来越高，康复治疗的重要性也正逐渐被愈来愈多的患者和医生所关注，很多医院都有专门的康复科来负责骨关节的康复治疗。那么，骨折的康复治疗究竟有哪些有益之处呢？从什么时候可以开始康复治疗？骨折的康复治疗具体又有哪些呢？这些都是平时门诊患者最关心的几个问题，现在就来给大家答疑解惑，让大家对骨折的康复治疗明明白白。

骨折后长期制动，会导致骨折周围的肌肉萎缩、关节僵硬甚至导致血管栓塞，长期卧床更会引起褥疮或肺炎。及时康复治疗可以改善或者预防这些问题的发生，避免关节僵硬、创伤性关节炎、肢体坏死等并发症的发生，使患者的骨关节功能恢复到最佳状态，明显提高骨折后生活质量。

骨折的康复治疗有哪些？

（1）肌力训练：肌力训练应从骨折后就及时开始，并一直持续到关节功能完全恢复。

（2）关节松动术：关节屈伸活动及将关节周围肌肉韧带的粘连松解。

（3）关节活动度练习：早期可行持续被动活动，疼痛改善后可行助力或主动活动。

（4）步行训练：在条件允许的时候，可在康复师的指导下，从借助平衡杠、助行器的部分负重，逐渐过渡到完全负重。

（5）全身训练：避免深静脉血栓、呼吸系统感染等并发症，增强心肺功能和日常生活的活动能力等。

（6）物理治疗：超声波、红外线和电刺激治疗。有消炎消肿、缓解疼痛等作用。

（7）中医治疗：针灸、推拿和拔罐等治疗对骨关节的康复及颈、腰椎疾病的康复也有很大的帮助。

骨折康复治疗的最佳时间

骨折固定后的第 1 日，就应该开始系统地康复治疗；骨折固定后 1 个月内是康复治疗的黄金时期，对肢体功能的恢复有重要意义，错过这一时期，骨关节功能恢复的效果将大打折扣。

康复训练的早期，也就是骨折后的 2 周内。此期功能锻炼的主要目的是促进患肢的血液循环，以利于骨折部位的消肿和稳定。康复训练的主要形式是让伤肢肌肉做有节奏的静力收缩和放松，通过肌肉的等长收缩可以预防肌肉萎缩或粘连。

康复训练的中期，也就是骨折后 2～6 周。此期除继续做伤肢肌肉的收缩训练外，康复训练逐渐由被动活动转变为主动活动，防止关节活动度下降；在病情允许的情况下，应尽早进行全身活动。此外，还可配合物理及中医治疗以达到消肿、化瘀并促进骨痂形成的作用。

康复训练的后期，是骨痂改造塑性期，此时，骨骼有了一定的支撑力，康复训练的主要形式是伤肢关节的主动活动和负重练习，使各关节迅速恢复到正常活动范围，使肢体恢复到正常的力量。

希望广大患者朋友能重视康复治疗，骨折后不要再自以为"伤筋动骨一百天"，打个石膏或者做个内固定手术就完事了，以致错过康复治疗的最佳时期，导致终生遗憾。

5

糖尿病调护，你做对了吗？

　　这里推荐 5 部关于糖尿病的纪录片。中文纪录片《糖尿病的慢病管理》中内分泌专业著名专家李光伟教授、北京协和医院内分泌科副主任医师李乃适等专家做客《健康密码》，揭秘糖尿病的日常慢病管理。同样是一部中文纪录片《惊喜食疗》中，6 位女性自愿加入了这次逆转糖尿病的真人实验，她们将采用两种不同的饮食方案，真人实验，逆转 2 型糖尿病的饮食。美国纪录片《30 天逆转糖尿病》记录了 6 位美国糖尿病患者不使用任何药物，而通过转变饮食方式，即采用有机生食的饮食方式来逆转糖尿病。这 6 位患者接受挑战，在 30 天内不摄入任何肉、奶、糖、酒、烟、咖啡、碳酸水、垃圾食品、快餐、加工食品、包装食品，甚至熟食。美国纪录片《碳水超载：吃到死的文化》通过科学的结论告诉你，如何改变自己的饮食结构。日本纪录片《血糖飙升》向世人展示：高血糖，比你想的更普遍，而且很危险，不论老少胖瘦，都可能患上高血糖。当然，这些影片中关于糖尿病的观点也不是所有都对，有待各位细细品味。

　　现实生活中，这些糖尿病防治观点对吗？

观点一：糖尿病患者应该尽量少吃主食

有时候，医生会问患者，每天吃多少饭。有的人说，每天一小碗甚至半碗，稍多血糖就高，不敢吃。这种想法让很多人都不敢吃主食，然而这样会出现很多问题。

如果主食吃不够，能量就会缺乏。为了补充机体需要的能量，吃进去的鱼、肉等蛋白质就会被当作主食消耗掉。久而久之，身体无法维持自身的肌肉量，整个人就会逐渐消瘦。而长期肌肉萎缩，也会逐渐丧失运动能力。

不吃主食，能量不足，也会导致患者精神焦虑、情绪波动，甚至睡眠不良、多思多虑。有些患者晚上不敢吃东西，夜里睡不好、翻来覆去。我会让患者尝试睡前吃点东西，补充身体的能量。

缺乏能量会使人体处于负能量状态，有糖尿病并不意味着身体就要处于一种负能量的状态之中，缺乏能量会让精神和身体都不适应。

那么，主食吃多少合适呢？每天最少5～6两。我们并不是主张过量地吃，但是必须要按量吃够。一般不做太重活儿的女性，也可以考虑每天5两主食；男性可以考虑6～7两。这样分配到三餐的话，每餐大概为1.5～2两（以上均为生重）。

但有人又担心，吃了适量主食血糖升高怎么办。吃饭后血糖升高，可以通过运动、用药等方法来解决，但绝不能靠不吃主食来解决。

此外，关于餐后血糖需要辩证地看待。有些年龄在65岁以上，患糖尿病接近 10 年或 10 年以上的人，要重点观察餐前血糖。因为老年人餐后胰岛素分泌不足，如果应用药物将餐后 2 h 血糖控制到 9 mmol/L 以下，甚至 8 mmol/L 以下后，下顿饭的餐前血糖会较低，有时身体会难以承受。因此，这样可能就不会受益于餐后血糖的降低，反而受害于不适当降低的餐前血糖。

观点二：糖尿病患者应该以吃粗粮为主

对于某些人而言，这个不一定是误区，因为他们的确以吃粗粮为主。然而，对于有些人，尤其是刚确诊糖尿病的患者而言，他们不是爱吃粗粮，而是不敢吃细粮，就诊时往往异常紧张地告诉大夫："我 3 个月都没吃过细粮了，全是玉米面、玉米糁、荞面、莜麦面，吃得我眼睛都发花了"。这些患者认为，只要一吃细粮血糖就高，所以不敢吃。

事实上，该吃的东西吃了，血糖升高，那不能说明不该吃，而只能说明又得吃又得另想办法。细粮含纤维少，消化吸收比较快，血糖升高必然也比较快。其实，消化吸收快也有好处：年老体弱、消化功能不好的人，吃细粮反而对身体有益。对于这类人，吃粗粮吸收不了，还会使胃不舒服，并可能因消化不良、缺乏能量而影响身体健康状态。

因此，要考虑粗细搭配，比如 1 份粗粮搭配 2 ~ 3 份细粮，可以在某一顿饭按照这个比例吃，也可以 3 顿饭中一顿粗粮一顿细粮交替着吃。穿衣服讲究混搭，吃饭也一样。

另外，粗细搭配时也要考虑患者的体质。对于体质较差，身形瘦弱的人，少吃粗粮；而对于肥胖，身形健壮的人，可以稍微增加粗粮的比例。

此外，多吃蔬菜也是增加膳食纤维的方法，而不仅仅是进食粗粮才能增加纤维。

观点三：只吃白肉不吃红肉，
或只吃牛羊肉不吃猪肉

在一些国外的营养与疾病研究中，可以见到推荐多吃白肉少吃红肉的说法，但并没绝对到只吃白肉不吃红肉，或只吃牛羊肉不吃猪肉的程度。

理论上讲，红肉里的胆固醇含量较高，然而，胆固醇并非一无是处。人体的细胞也需要胆固醇来维系、更新。人体的一些激素，比如性激素就是以胆固醇为原料的。

营养的精要在于平衡和全面，而非绝对地吃和不吃。平衡、全面的意思是指所有的营养素都要包括，不能有这个没那个。但对某些营养素，可以采取少而精的策略，而非完全不吃。

此外，汉民族自古以吃猪肉为主，而牛羊肉则在回族或草原牧民中盛行。熟悉胰岛素的患者都知道，猪的胰岛素氨基酸结构跟人的最接近，只差 1 个氨基酸，而牛的却差 3 个。所以，食用跟人体氨基酸结构和比例更相近的猪肉从某种程度来说可能对人体的身体构成成分的修复和更新更高效。并不像人们常认为的猪肉脂肪含量高，不宜食用，如果选择较瘦的猪肉也是不错的。因而在科学上并不支持要吃肉只吃牛羊肉而不能吃猪肉的观点。

经常有患者问我，什么能吃，什么不能吃。我觉得食物方面好像没有绝对不能吃的东西，主要是吃多少，怎么吃的问题。而患者又常会反问，不是说水果、甜食都不能吃吗；粮食也得少吃，肉也要适量减少？

总体来讲，从营养角度，各样食材都可以适当根据喜好加以选择并食用，只是主要需关注吃的方式（煎炒烹炸应少，蒸煮烩炖拌宜采用）。但是针对不同的人，遗传素质、运动量、体格、生活习惯等都不同，所以很难一言而尽。

事实上，医学是解决健康问题的博弈，具体吃什么要考虑它的好处和坏处，思考它的代价和影响，营养学也并非吃与不吃那么简单。

大家要倾听自己身体的声音，这个声音是什么？那就是身体的食欲，今天告诉你想吃牛肉，明天告诉你想吃水果。如果你每次都不理这个声音，强行告诉自己是糖尿病患者不能吃牛肉，不能吃水果，那么有一天这个声音就不会再告诉你想吃什么了。一般而言，食欲是 7～10 日一个周期，有些东西 7～10 日之内吃过就不再想吃了，10 日没吃的东西就又想吃了。

因此，倾听身体的诉求（食欲），不断调整观察，这样才能吃得健康和舒服。

观点四：糖尿病患者不应吃水果

有人说："一吃水果血糖就高，所以不敢吃水果。"之前讲了，粮食都可以吃，水果为什么不能吃呢？粮食的升糖作用比水果要高得多，甚至吃起来很甜的西瓜，适度适量地吃一点，影响也不是很大。

从内心深处，你觉得糖尿病患者应不应该吃水果？应该，因为水果对人体有很多好处。

首先，水果能促进消化。比如有的人吃了一顿丰盛的晚餐后，吃一点水果会感觉腹部很舒服，不胀了。

其次，水果还能平衡人体的酸碱度，有人吃肉比较多容易尿酸高，然而，吃水果后就会一定程度上碱化血液，有利于尿酸的排出。

另外，水果里的果胶、果糖、钾元素和维生素等都对人体肠道健康和整体健康具有重要意义。此外，水果还有利于降低血液黏稠度，还有很多不能尽数的益处。

尽管水果有很多好处，但糖尿病患者却更担心它的坏处，甚至有人会觉得吃一口水果就像会中毒、会受害一样。其实吃水果后，血糖不升高，那就不是糖尿病患者了。然而，既然已经是糖尿病患者就要认可这个事实，而不是掩盖事实。

曾经有一位女患者，确诊糖尿病之前，每天就喜欢成斤地吃各种水果，但肉和粮食吃得不多。患病之后，担心血糖升高，完全不敢吃水果了，粮食一样吃得很少。结果，人整天昏昏沉沉的，一点劲都没有。后来，我告诉她，既然一直吃水果还可以接着吃，只是要减少到原来的一半。而之后，她整个人觉得舒服了很多，血糖也不像原来那样忽高忽低了。

吃完水果之后，什么时候监测血糖？我们并不反对餐后马上吃水果，因为这样有利于饭食的消化。我建议要了解吃水果对血糖的影响，要看吃水果后3～4 h的血糖。如果查1～2 h

后的血糖，一般情况会比不吃时高，因为比如本来餐后 2 h 血糖是 9 mmol/L，吃完水果后一查会高到 10～12 mmol/L，而 3～4 h 后这种吃水果后的血糖升高效应就会消失。因而不必过分担心，以致任何水果都不敢吃了。这样做也会对人体不利。

关于吃水果的数量，我建议是适可而止。比如苹果、梨、橙子等每日不超过半斤，另外可以在运动前吃，既能帮助肌肉更好工作，也能在运动中消除果糖摄入的影响，一举多得。而水果的品种，我建议热带水果少吃，比如荔枝、芒果、香蕉和桂圆等，因为这些水果比较甜。但也不是说不能吃，只是要少吃。

观点五：每天家务很多，忙个不停，无需做运动

很多女同胞在家要做很多家务，往往会认为就不需要专门运动了。首先，家务劳动肯定有利于血糖控制。但是，家务劳动的强度和时间不定，可能体力消耗不够。另外，做家务动用的肌肉和做运动是不一样的。好的运动往往能调动全身肌肉，比如跑步时，至少能动用上半身 9 块肌肉，下半身 28 块肌肉，总共 37 块肌肉；太极拳动用的肌肉也有四五十块等。

此外，做运动时还要达到的一定的心率，一般是（170 － 年龄），即如果 70 岁时运动的心率就要达到 100 次。达到目标心率后，要持续 15～20 min，30 min 锻炼效果会更好。

在条件允许的情况下，增加有氧、拉伸、力量 3 种运动方式。有氧运动包括快走、跑步、跳绳等；拉伸运动有瑜伽及关节韧带活动等；力量训练包括跳绳、哑铃、蹲起等各种上下肢力量锻炼。

观点六：血糖越接近正常值越好，
高了一定会出现并发症

不少人认为血糖越接近正常越好，但这并不适合所有的患者。对于年轻的（一般年龄＜50岁），病程较短的（＜5年）的病人，可以以正常人的血糖标准作为治疗目标。然而，患者年龄每增长10岁，血糖标准就要升高1～2 mmol/L。

有些老人家觉得，自己空腹血糖7 mmol/L以上，比正常标准高，就很担心。然而，出现这种情况要因人而异，既然腿脚不如年轻人了，身体可能各方面都不一样了，血糖同样也要放松要求，要根据具体情况适当调整。

血糖高了一定会出现并发症吗？并非如此。有研究表明，当糖化血红蛋白在8%以上，岁数较大的患者在9%以上时，糖尿病患者的并发症才开始明显增加。当患者的糖化血红蛋白在6%或7%，或7.5%，甚至8%，可能并没有很大差别。

糖化血红蛋白的标准有7%、8%和9%之分。病程较短的年轻患者的标准是7%，而预期寿命小于10年的应按8%，而预期寿命＜9年的应按9%。

此外，降糖要以不出现低血糖为前提。如果按正常标准降糖后，出现低血糖，就不能按正常标准来要求或调整了。

在降糖的过程中，还要考虑血压、血脂等因素，而不是单纯血糖一个因素。因此，对于某些情况，不用把血糖控制得那么严格，但这并不是说让大家放任，而是改变旧有过度、不适当控制血糖的想法。

观点七：糖尿病主要需控制血糖，
而血压和血脂相对次要

有人说，我有糖尿病，控制血糖就可以了，血压和血脂相对次要。事实上并非如此。在控制大血管病变的风险因素方面，它们的重要性排序依次是血压、血脂和血糖。

在控制动脉硬化方面，单独控制血糖，而不管血压和血脂的效果并不好。因此，三高的控制需要全面，需要长期综合治疗。

另外，血压和血脂并不是降下来就可以不管了，达标之后，还需要用药维持治疗（有时可以减量，需根据具体病情来定）。这就好像打一场战争，攻城略地的时候用重兵，但抢下的山头还需要有人放哨把守，否则往往很快失陷。

观点八：糖尿病治疗长期服药即可，
无需反复检查

我们要打破糖尿病是一种疾病的观念。它是一种代谢综合征，以血糖升高、血脂升高、血压升高为特点，能够引起心脑血管和其他微血管病变的症候群。因此，糖尿病的治疗必然是一种综合治疗。

因此，治疗过程中，不仅需要生活方式调整，还需要服药治疗，而且要定期检查这些代谢指标，一般是每年2～4次。

综合评估很重要，它不但包括血糖、血压、血脂等情况还要评估并发症发生的可能，例如检查颈动脉、肾动脉和下肢动脉有无内膜增厚、斑块形成、血流是否通畅等。

另外，代谢情况与天气、季节等因素相关，也要反复检查，千万不要认为吃药后就万事大吉了。

观点九：自查血糖只查空腹血糖即可

有的人一查空腹血糖 7～8 mmol/L 就非常紧张，而问他餐后血糖是多少，他却不知道。血糖监测作为生活方式或药物调整的重要依据，最好能提供某日 7～8 个时间点的血糖监测值。

如果到医院看病或找医生调整用药的时候，没有自我监测的血糖值，医生只能依据在医院化验的一次或少数几次数据，而这些数据很有可能并不能代表平时的情况。因而医生可能会让你维持原方案，下次再来。其潜台词就是资料不全，医生不敢调药。因此，在看病之前，最好带着某几天全天的血糖谱（三餐的餐前、餐后 2 h，以及睡前，部分人还要查夜间 2～3 点的血糖）。

当然，血糖也不用天天查，一般而言，如血糖比较稳定，可以每 1～2 周，甚至可以每个节气即 15 日查一次全天的血糖谱。有的人 3 个月才查一次血糖，间隔时间就太长了。

此外，除了血糖的绝对值之外，血糖的波动也非常重要。一般而言，餐后血糖比餐前高 2～4 mmol/L，过大的波动对身体无益，比如餐前是 7 mmol/L，餐后 2 h 血糖如果是 9～11 mmol/L 就比较合适。

监测血糖的波动，一般以午餐和晚餐比较准确，早餐可能就不太合适，因为早餐后和餐前的差值往往与另 2 餐不同。

早餐往往是在空腹时间长达 10 h 甚至 13～14 h 后，这时候，人体会出现血糖反弹性升高，早餐前空腹血糖可能比早餐后血糖还高（也叫黎明现象）。

观点十：血糖大于 4～5 mmol/L，就说明没有低血糖

大家认为血糖多低才算低血糖？你心里是不是有一个数字？我想告诉大家，忘掉这个数字，因为数字没有多少实际意义。是否已经发生了低血糖，跟血糖数值没有必然的关系，最重要的是患者的症状是否与血糖偏低有关。

判断是否存在低血糖，最重要的是患者的症状，如饥饿感、心慌、出汗、头晕、情绪低落、脾气暴躁，其次是加餐后是否可以缓解（往往加餐后 10～40 min 可部分或完全缓解）。

出现这些症状时，有些人的血糖值不一定很低，有人甚至是 6～7 mmol/L。但即使血糖值不低，出现这些症状时一样很危险。出现这些症状时交感神经兴奋，此时脉搏会加快，血压会上升。如果持续兴奋下去，还有可能发生心脑血管意外等危险情况。

因此，为避免低血糖的发生，患者一定要注意餐前、餐后 2～4 h 的症状，同时加以记录，看病时携带，方便医生调整药物。

观点十一：用药损伤身体，越少用越好

很多人骨子里可能都会有这种想法，觉得用药多了伤身

体，应该越少用越好。然而，糖尿病是一种代谢病，也是一种现代病，生活方式调整是基础。然而，当生活方式调整不能达到目的的时候，就需要适当用药了。

然而，用药与不用药各有利弊，不能一概而论。比如有的人用了降糖药后反而会觉得头晕，不用药反而没感觉。但是，到底用不用，要从几个角度去考虑。

首先，从长远考虑，用药可以很快控制指标，减少并发症的发生。其次，用药的不适应期一般不会很长，往往一个月左右就会适应了。

另外，代谢病的治疗是一种抗衰老的治疗，不是去除疾病，而是控制疾病。而控制疾病的概念就是调整、保健。所以，不要认为所吃的药是治疗疾病的，它是控制疾病的，将疾病的危害降低到最低，这就是真正意义上的保健概念，也就是在这里治疗即保健。

很多患者会吃蜂胶、鱼油等保健食品。然而，相对于保健食品，降压、降脂、降糖药的效果肯定，保健作用更明显，为什么不吃呢？我们都需要多一些理性思考，在理性原则指导下生活往往更能延年益寿。

观点十二：口服药对肝肾有损，应尽早打胰岛素

有些患者来就医，所用胰岛素量很大，但血糖却波动很大，同时人精神也不好。这种情况下，我们给他最主要的调整往往是增加二甲双胍，减少胰岛素用量或做相应调整。患者有时会问："你们没有更好的药了吗？我知道二甲双胍，但怕它

对肝肾功能不好不敢用,因此打的胰岛素。"我会说,你先试试看。结果,几个月后,患者血糖往往控制得比原来好得多。

另外,二甲双胍具有抑制动脉硬化作用,对体重、血压、血糖、血脂均有益,是目前还无可取代的"航母"级药物。

有一个患者血压非常不稳定,收缩压经常高达170～180 mmHg,去过很多医院调药但总是降不下来。我发现他的血糖也高,就给他用了二甲双胍。结果,血糖、血压都降下来了。

此外,二甲双胍还具有利水作用,有些患者用了之后,可能会短时内体重减轻较多。这往往与段时间内身体过多水分排出有关。如果不应用二甲双胍,单纯使用胰岛素,很多患者会马上"肿"起来。

口服药对肝肾有损的说法一直以来就存在。据我所知,这种观点并不科学,不符合实际情况。

另外,我并不反对应用胰岛素,而是说,必须严格掌握它的适应证。事实上,在糖尿病发病人群里,有相当一部分人是不缺乏胰岛素的。有些糖尿病患者空腹胰岛素水平至高不低,检查出来是9～12 mU/L(正常值是5～17 U/L),还有高到20～30 mU/L的。因此,我们不能盲目使用胰岛素,多数人不需要单纯使用胰岛素。

观点十三:降糖药药量越大,血糖控制得越好

降糖药量越大,血糖控制就越好吗?有的人发现血糖高了,就把原来用的药或胰岛素加量;然而,加了之后血糖不降反升;接着就继续加量,血糖有时甚至进一步升高。一气之下

把药撤了大半，血糖倒反而下来一些，这是什么情况呢？

患者能自己观察血糖波动情况，调整药物的做法是对的。但是，调整血糖并没有那么简单，有时候药量大了血糖反而升高。这是因为身体对降糖药物有反向调节作用，药量过大会促进升糖激素升高，反而会抵消降糖药物的作用，甚至完全抹平药物的作用。因此，很多病人血糖高了来看病，我们采取的措施不是加药，而是减药，药减下来了，血糖也降下来了。

另外，身体对于胰岛素、磺胺类药物的抗药性是比较强的，单纯使用这两类药物，往往是先降后升。而如果药物联合使用却可以降低抗药性。联合应用二甲双胍后，降低抗药性的效果特别显著，这也是为什么糖尿病医生如此偏爱二甲双胍的原因。

此外，调节血糖的另一个原则是"血糖见低则减"和"见好就收"，血糖到什么程度该减呢？血糖低到接近正常值就可以尝试药物减量了。例如用药后餐前血糖是 7 mmol/L 以下，餐后 2 h 达到 9 mmol/L 以下时，就可以尝试药物减量。还有一些情况暗示低血糖，例如餐前 4～5，餐后却是 15 以上，很有可能是低血糖引起的反跳现象。另外，白天血糖低，夜里和早晨血糖高很可能也暗示低血糖的存在。

因此，调整药物剂量并没有那么简单，需要患者和医生共同摸索，而不是血糖高了就加量。

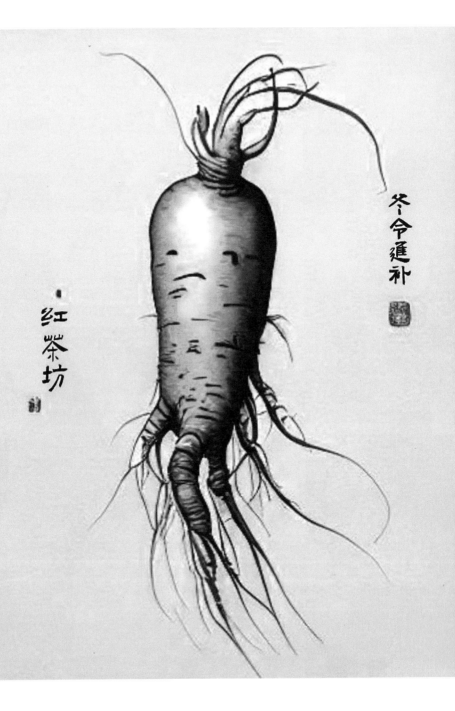

冬令進補

紅茶坊

6

冬令进补误区多

情景喜剧《红茶坊》第 56 集中，冬季来临，黄荣达扮演的茶客阿三向红茶坊的王老板（王汝刚饰）推荐补药，经过一系列啼笑皆非的操作之后，众人才发现这是一场骗局。

那么话说回来，在我们生活中也是，小雪过后，不少人为改善体质而急于进补，反而给身体健康带来很多麻烦。中医认为，冬季是一年四季最佳的进补季节，但因每个人体质各异，不同人进补方式也有所不同，应该因症施膳，避免走入冬令进补的误区。电视剧《红茶坊》中，红茶坊里一众工作人员盲目要求进补着实让人贻笑大方，那让我们一起看看生活中我们常见的谬误。

误区一：无虚盲目求补

某老人家平时喜欢吃些补药、补品，有一次感冒了，几天都没有胃口，自认为是身体虚弱，而自行吃了过量的高丽参，以致被送到医院时目呆口张，面赤无神，四肢战栗，气息奄奄，幸亏救治及时，才能转危为安。

时下，由于媒体广泛传播，广告中各种"补品"的神奇、灵验功效的宣传往往夸大其词，人们基于求补心切，出现了很多无虚求补者。

保健品不同于食品，也不同于药品。国外将这类保健品称为"功能食品"，它既不能针对某一种疾病，也不能使你在原有健康的基础上更加强壮，只能使你的亚健康状态恢复到正常的健康水平。

对于有些人认为补品越贵越有功效的说法，其实高价补品大多是加了一些价格昂贵的中草药，如人参、冬虫夏草、藏红花、燕窝、熊掌、蜂王浆等。然而，没有针对性的用药，一般不会显出特殊效果。

世上绝无"有病治病，无病保健"的补药。

误区二：辨证不清乱补

某人长期睡眠不好，白天精神疲困，认为自己体质差，自服人参、西洋参、参芪大补膏，其量又大，结果出现兴奋、烦躁，失眠更厉害了。值得注意，这是典型的乱补，非但无益，反而有害。

为使冬季进补能更准确地达到预期效果，应根据人的不同体质和食物的属性进行辨证施补。中医按照食物的性味，可分为平补、温补和清补等类。

所谓平补食物是帮助维持健康和生命所必需的食物；温补食物能温阳助火，改善畏寒怕冷症状，从而增强体质，如阴虚内热的体质，多食则加重阳热升火，出现咽干、齿痛、牙龈出血、便秘等症状；清补食物偏凉可以清火，如阳虚偏寒体质，多食反而使体寒更甚，从而出现腹泻、腹痛等症。

因此，即使你身体虚，也不能盲目乱补。身体虚有许多种类，每一种虚证，都有针对性的补方、补药和食物，药证不符，不但无效无益，反而有副作用。

误区三：药补绝对不如食补

冬令进补的方法主要有 2 种，食补和药补。食补历来就受到人们的重视，因为食补安全，一般没有不良反应，也不需要懂得太多的医学知识，容易掌握；另外食补方法多样，炖、煮、蒸和煲汤，任凭自己的口味，在进行滋补调养的同时，还可享受美味佳肴。因而食补深受人们的喜爱。正是基于这样的认识，民间就流传着这样的一句话："药补不如食补"，这是有一定道理的。

然而，食补也具有局限性，谷肉果菜等食物本来就是我们一日三餐常吃之品，补益力缓，虽也有药物的寒热温凉四性，但其偏性要弱得多，对于有明显虚弱症状或有疾病的人，如要进行冬令进补，还得要用力峻、效专的药补，否则难以奏效。当然药补的难度大，需要辨病、辨证施补，要在专业医生的指导下进行。总的来说，药补调整肌体阴阳平衡作用较强，食补营养价值较高。

视频 7

7

从女星之死说起
——小心骗子披上中医的外衣

　　几年前，一个女孩的死亡再次引起了人们的关注，她的名字叫徐婷——一位漂亮的 90 后女演员，因为罹患 T 淋巴母细胞性淋巴瘤离开了我们。引起争议的不是她得的淋巴瘤这个疾病本身，而是对于她的治疗。当她确诊恶性淋巴瘤后，毅然选择了中医治疗，而从确诊到离世短短 2 个月的时间，一个美丽的姑娘就香消玉殒，失去了年轻的生命。因此，中医是伪科学的言论又再次甚嚣尘上，更有人者直言"是中医害死了徐婷"。那么是这样的吗？

何为 T 淋巴母细胞性淋巴瘤？

　　其实，这个问题有很多值得商榷之处。首先，我们还是要一起认识一下什么是 T 淋巴母细胞性淋巴瘤。T 淋巴母细胞性淋巴瘤是一种少见的恶性程度很高的血液系统肿瘤，预后较差，治疗包括联合化疗、骨髓干细胞移植等。根据文献报道，在规范的治疗下，患者的平均生存时间 20 个月。也就是，即使徐婷一开始就接受了正规治疗，她最终治愈的可能也十分渺茫，还是可能病逝。但我们同样也不能回避这个问题，她后来所选择的"中医治疗"对吗？

真的是中医之过吗？

我们不妨先看下她为什么选择中医治疗。在她的微博中，我们看到："我亲眼看过自己帮助过的 @ 秦思瀚生不如死的化疗后依然死去……我不想被化疗折磨得面目全非再人财两空。（秦思瀚被称为"成都最帅交警"，2014 年不幸罹患白血病离世）""讲真，我并不确定'中医'能否治好我的病，但我知道化疗极其痛苦而且有可能反而会死得更快，所以无论还能活多久，我想在剩下来未知的时间里快快乐乐地过好每一天。"最终，她选择了一位"中医爷爷"进行治疗，让我们一起看下这些治疗方法：吃素、拔罐、刮痧、放血。

对于上述治疗，我只能说这些"中医治疗"实在荒谬至极，而这位给徐婷治疗的"中医爷爷"，或许连 T 淋巴母细胞性淋巴瘤这个名词都可能是第一次听说。吃素，淋巴瘤患者往往面对着肿瘤细胞对能量的大量消耗，需要保证足够的能量来增强自身免疫力。而吃素恰恰将能量的供给切断了一大半！试问，一副羸弱的身躯如何能保证足够的抵抗力来与恶性淋巴瘤斗争？拔罐，随着奥运会上菲尔普斯身上的拔罐痕迹，拔罐迅速又火了一把。然而菲尔普斯的拔罐是为了消除肌肉疲劳，调整竞技状态。徐婷经历的拔罐，却是皮肤组织都造成了破损，也称"血罐"。肿瘤患者脆弱的免疫力再遇上蛮横不讲理的"血罐"，破损的位置极有可能继发感染，甚至引起脓毒血症。刮痧，就是以刮痧板刮破皮下的毛细血管，造成人为的出血。或许对一般人而言，刮痧是一种享受的过程，可是对恶性淋巴瘤患者而言，无异于雪上加霜。最后，指尖针扎放血。这样荒唐的治疗我真的无法找出任何一点有可能获益的地方，且徐婷经历的针扎放血疗法是每天一次的。唯一可能给徐婷带来的，只会是痛苦的折磨。

每位患者都有选择自己治疗方案的权利，这是患者最基本的权力，也是医生们遵照的最高准则。而徐婷的经历，已经不能说是中医和西医之争了，这是赤裸裸的骗局。真的中医怎么敢只用针灸，甚至拔罐、刮痧、放血来治疗淋巴瘤呢？

回想近年来从"盖世华佗"胡万林神水能治癌，再从"食疗专家"张悟本绿豆治百病到"养生教母"马悦凌让高位截瘫患者"恢复知觉"。每一个医药骗局被揭穿，都会直接损伤传统中医的形象和公信力。

在这个医疗骗子横行的时代，我们要大声呼吁：切不能让骗子披上了中医的外衣，败坏了中医的名声。

8

那些年，我们追过的医疗剧

近年来，国内医疗题材的影视剧似乎备受青睐，我们常常可以看到以医护人员为背景的各种剧集。但从真正的医学角度看，很难认可这些作品，因为剧中的一些医疗常识错误实在是离谱。

《柳叶刀》片段回顾：陈院长再次心肌梗死、心搏骤停，心电图呈一直线。心外科专家顾明道在抢救他时，没有立即采取心胸按压术，而是给予了电除颤。

评论：心电图呈一条直线，应该施以按压而不是除颤。除颤一般在患者出现室颤（心电图出现室颤图形）的情况下进行。无心室颤动而给予电除颤，对病变心脏来说无疑是雪上加霜，进一步加重了对心肌的损害。

《医者仁心》片段回顾：丁院长在看自己的肺癌 CT 片时，手上拿着的是 2 张不一样的 CT 片，而医生钟立行在查看丁院长的 CT 片时，也粗心地将片子贴反了。

评论：影像学检查是医生诊断患者中十分必要的一环，通过片子能直观看到病灶的结构和病情发展阶段，医生看好"片子"可以说对病情的把控程度就提高了一半。而手拿 2 张不

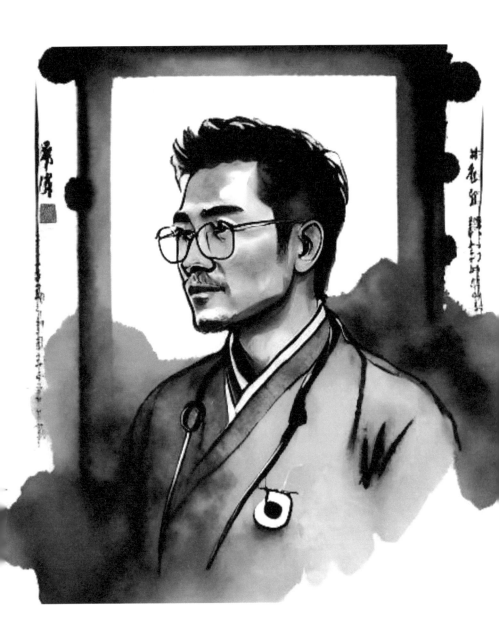

一样的 CT 片、将片子贴反，在医务人员看来就是更低级的错误了。

《产科男医生》片段回顾：一群男、女医生白大褂敞着穿走在病房中。

评论：白大褂当风衣穿。医院难道是行走的秀场？其实，白大褂也叫隔离衣，一方面可以起到一些基础的防护作用，另一方面也显示了医生专业负责的态度。由于工作环境特殊，白大褂上面布满了细菌病毒，所以医护人员一般不会将白大褂敞开。

《感动生命》片段回顾：在抢救一名心衰患者时，王志文扮演的司马主任医师说："快，10 g 速尿（呋塞米）！抽 200CC 的血送化验室！"

评论：临床用速尿，20～80 mg 就足够了。如果一次用 10 g 速尿，恐怕患者早就脱水成"木乃伊"了！另外，200 ml 血能装 2 个塑料袋，医生拿 2 袋子血去化验，也是绝对没有可能的。如果每天抽 200 ml 血，病没看好，血就被抽干了。

《心术》片段回顾：一位女医生脚踩一双高跟鞋去查房。

评论：高跟鞋穿起来的确好看，但对医务工作者来说就不合适了。首先，很多医院对于医护人员的着装是有明文规定。再就工作本身而言，患者的安危分秒必争，穿高跟鞋不仅影响行动速度，并且很难掌握平衡，而且高跟鞋使脚趾长时间受到挤压，脚的血液循环不畅，并不适合长时间站立。还有就是，高跟鞋与地面接触的声音比较大，会影响到患者休息从而影响医护工作。

《问心》片段回顾：心内科副主任医师周筱风某天接诊了一位 28 岁的女患者，由于工作疲劳过度，突发胸痛。周筱风怀疑是主动脉夹层，一边通知了心外科医师林逸，一边要给患者做 CT 检查。可是林逸看到患者的情况后，认为做完检查再手术，时间来不及，患者有生病危险。他不听周筱风的劝告，执意给患者做了手术。

评论：现实中根本不会有医生冒这样的风险，不做检查就手术，是完全违反医疗操作规程的，单凭简单的问诊检查是不能确诊主动脉夹层的。电视剧中为了突出林逸这样的医生艺高人胆大，全心全意为病患着想，未行检查就以个人经验成功地完成了手术，出发点是好的，但这样的表现手法，完全与医疗常规背道而驰，给观众留下了完全错误的印象。

影视剧已成为民众生活中极为重要的组成部分，它所传播的医学知识影响深远，正因为如此，一些国家对医疗剧要求严格。比如美国要求在医疗剧编剧团队背后，还有以专业医师队伍为核心的顾问团，在拍摄手术场景前，必须经过相关医疗机构的审核和培训等。我们衷心希望：我们拍摄的医疗剧请多走心，希望少出现一些"戴着无菌手套又自己戴眼镜""抱着骨折患者到处跑""边手术边打电话"，"气管插管还能说话"的常识性错误，以免误导普通民众。

9

银幕上的医学谬误

扎绷带、分娩……这些都是我们平时在电影和电视上经常看到的医疗镜头。对于这些一闪而过的镜头，普通观众也许觉得很正常，但在那些经验丰富的医护人员的眼中。这些镜头里面充斥着许多错误。如果观众被影视剧里的这些镜头误导了，在生活中紧急情况下也来这么一着，那可就惨了。

下面，就让我们来剖析银幕中的那些医学错误。

止血绷带现已很少用

在战场上扎绷带止血是电影里常出现的镜头。比如说，假如一个人的手臂被子弹打伤了，流血不止，护理人员就会在他的伤口上方扎一个绷带，切断手臂与身体其他部位之间的血液循环，伤口流血自然就少了。2007年冯小刚的电影《集结号》中就有不少扎绷带止血的镜头。

如果这种镜头出现在那些反映过去战争场面的影视作品中，是合情合理的，因为那时的人们都是这样做的。但若反映的是我们这个年代的战争，那就太落伍了。因为现在人们已经意识到，扎绷带止血是非常危险，带来的害处有时比失血还更甚。对于一位有经验的医护人员来说，在实际生活中是应当慎用的。

扎绷带的一个害处是，它会对受伤的肢体造成极大的伤害。我们的机体各部分时刻都需要氧和养分，它们都是通过血液循环来获得的。假如某部位血液循环不畅甚至停止，那该部位的组织就会很快坏死。所以即使在普遍使用绷带止血的年代，伤口处的绷带也不会扎得太紧，而且一般隔上 10 min 就需要解开来放松放松。

但即使这样，伤口处也依然容易出现有毒物质，当血流恢复之后，这些毒物将成为生命的一大威胁。因此，许多国家的医疗和卫生机构已经在急救课程里规定，禁止医生和护理人员在一般情况下使用绷带来止血，除非情况万分危急（比如不立即止血就要危急伤员生命）。

被夸大的分娩危险

影视作品无一例外都想以情动人。从国内电影《秋菊打官司》《亲爱的小孩》，到国外电影《铁皮鼓》《罗曼史》，中都有分娩的镜头。女人在临盆前痛苦扭曲的脸，汗下如注，痛得大喊大叫，男人则在产房外忐忑不安地来回走动……这对于每一位即将做父亲的男人都是生动的一课。

分娩无疑是件痛苦的事情，不过在多数电影里，分娩的危险似乎也被过分夸大了。过去威胁着产妇的一些传染病，如今基本上已经绝迹，现在，分娩其实相对安全。据统计，在现代医疗系统比较完善的国家，95% 的分娩非常顺利，孕妇不会遇到太大麻烦就能顺利产下新生儿；4% 的人会遇到一点小麻烦，但也会很快克服；其中真正麻烦比较大的只占 1%。

许多人因为影视作品的误导，分娩之前特别紧张，仿佛大难临头，其实是没必要的。我们不妨套用一句流行于 19 世纪末欧洲的口头禅劝慰她们："你不会出事的！"

唤醒植物人没那么容易

电影《守候》讲述了煤矿工人朱庆生照顾植物人母亲 31 年，并最终成功唤醒母亲的故事。因一场突如其来的变故，朱庆生的母亲变成了植物人，生活一下子从天堂跌进了地狱，让朱庆生备受打击。想要寻死的庆生，却因为一个叫凤英的姑娘改变了他的生活，同时也让这个饱受风霜的家庭迎来了第 2 个春天。30 多年的坚守，让植物人的母亲奇迹般地苏醒了。

我们多数人都相信好人有好报，即使遭了厄运，最后也会有好结局。所以在电影、电视剧里，好人要是被人打了，成了植物人，他们最后总能醒过来，醒来以后总如病前那样生龙活虎，还从事当年的工作，还继续当年的感情生活……而这一切不过是导演们的一厢情愿罢了。这里强调的是像电影《守候》这样的事情在现实生活中不是没有，而是少之又少。

现实是残酷的，变成植物人的人，脑子的损伤都非常严重。有些只剩脑干还完整，上面的大脑皮层都烂得不成样子。能醒过来的植物人一般脑子的损伤都相对较轻，但即使这样，也会留下严重的后遗症，多少保留着一点"植物性"，要么失忆，要么反应迟钝，很少有复原如初的。

在现实生活中，由于受到影视作品的鼓舞，许多植物人家属不惜倾家荡产，以为只要自己尽力，就能把亲人挽救回来，过去的生活将会继续。结果家徒四壁，债台高筑，更加重了他们的不幸。

成为神话的解毒药

最后让我们再来看中国武侠影视作品制造的一个最富中国特色的神话——解毒药。

《倚天屠龙记》无疑是无数人怀念的经典，而最近王晶指导的《倚天屠龙记之圣火雄风》上映，再次让金庸迷重温了这部著作。和别的武侠片中有点类似：剧中的主人公张无忌小时候中了坏人的暗算，身受玄冥神掌之伤，寒毒深入腑脏，他只是靠着别人的内功抵挡着，暂时免于一死。于是他开始在江湖中苦苦寻觅，寻找一种特效的解药，而这种解药的配方又只有另一位武林高手知道，于是演绎出一段段故事……金庸迷一定会联想到假使他足够幸运的话，最后总算把解药弄到了手。欣喜之下，他一饮而尽，于是药到毒解，健康和功力也恢复如初。

可是，医学家心里很清楚，这种"一药解百毒"的设想不过是人们的美好想象罢了。生命是脆弱的，自然界中有千万种剧毒物质可以顷刻置人于死地，却基本上找不到一种灵效的解药。这是因为多数毒药之所以致命，是它们被我们的身体吸收后，会引起我们身体上最重要的物质之一——蛋白质变性之故。

　　你知道什么是蛋白质变性吗？把生肉煮成熟肉就是一种蛋白质变性。而解毒就是把这一过程逆转过来。但谁听说过有人把一块熟肉变成一块生肉的？事实上从科学的角度来说，蛋白质变性是一个不可逆的过程，是几乎不可能实现的。

　　所以你明白了吧，中毒解毒绝没有"一把钥匙配一把锁"那么简单，倒是"铁锁一合上，钥匙就丢了，连锁孔也堵死了"这个比喻更加贴切。所谓万灵的解毒药不过是小说家们编造的神话罢了。

　　看完了这些医学谬误，你会不会哑然失笑呢？大笑之余，别忘了把背后的医学知识也记住吧，说不定用得上呢！

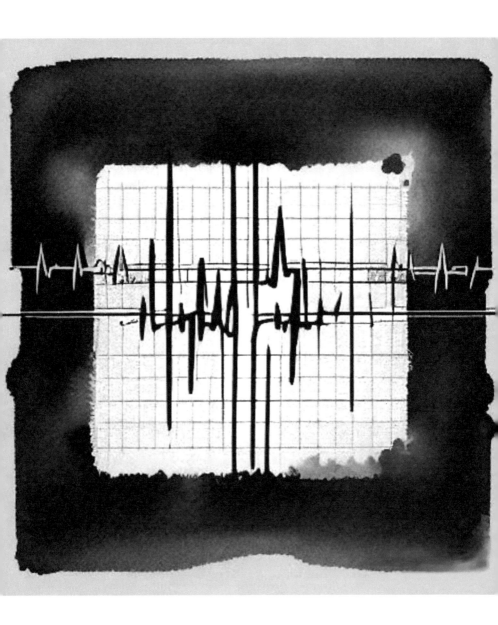

10

电视剧《欢乐颂》引发的
对医学与科普的思考

这是曾经热播的电视剧《欢乐颂 2》第 38 集中的一个桥段：邱莹莹和应勤被应勤未婚妻的亲戚暴打入院，应勤在抢救室里抢救。应勤抢救床边的心电监护仪"嘟、嘟、嘟"发出着报警声，监护仪上的数据显示：HR 97，SpO_2 110，RR 65，NIBP 114/60。但如果稍有医学常识的人就会知道，SpO_2 根本不可能出现 110。

心电监护仪参数怎么看？

心电监护仪上的数据一般包括：① 心率，即 HR（通常在最上面，正常值 60～100 次 / 分，单位是：次 / 分，如数据在 97 次 / 分左右就是正常心率）；② 血氧饱和度，即 SpO_2，指血红蛋白被氧饱和的百分比（正常值 90～100，一般人都是 99～100，越缺氧越低）；③ 呼吸，即 RR：正常值 16～22 次 / 分，如果呼吸超过 24 次 / 分，称为呼吸增快或气促，常见于缺氧、高热等病人，如 65 次 / 分就是呼吸增快；④ 无创血压，即 NIBP（包括收缩压及舒张压，收缩压正常值范围为 90～140 mmHg，舒张压正常值范围为 50～90 mmHg，单位为

mmHg，如 114/60 mmHg 就是正常血压）。显而易见，电视剧出现的最大错误就在血氧饱和度超出了阈值，不是患者出了问题，而是心电监护仪可能要去报修了。

医学科普，让你不再"雾里看花"

在信息爆炸的今天，很多来自各种媒介的医学信息，让人无所适从，不知孰是孰非。譬如曾经四处流传的"杀精"那些事：① 可乐会杀精；② 无线网络（wifi）会杀精；③ 芹菜会杀精；④ 手机辐射杀精。最后证明不过是些无稽之谈。这些只能充其量说是谣言，对我们的生活影响不能算大，但有一些则不然。禽流感也是有段时间很多人关心的话题，而关于"禽流感出现了人际间传播"这样的论调，再经过新媒体的广泛传播，带来的恐慌则会影响社会安定。

其实让我们冷静下来思考一下，为什么诸如微信朋友圈之类，屡见伪医学知识传播？直白一点说，因为科学太难，需要的知识太多，伪科学简单得多容易找到认同感，因此它有了生根并发展的土壤。

医学科普在这个新时期可能有了其更深的意义，不仅只是告诉老百姓哪些方法可以防病强身，更要告诉他们哪些医学信息是对的，哪些是错的。有时，接地气的一篇科普文章可能比数十篇高质量的论文更有价值，因为它给广大群众带来了

视频8

真正实用的科学，起到了净化舆论，正本清源的作用。我想，每个医务工作者都有义务，从自身做起，为宣传医学科普做一点小小的贡献，让我们的生活会更美好！

11

《狂飙》里的献血名场面到底正确吗?

2023年国内最火的电视剧无疑是《狂飙》,片中关于扫黑除恶的内容非常精彩,这也是该剧能火的原因,但是其他内容,好像就不是那么完美。

场景一:在电视剧第36集中,吴羽卿扮演的高晓晨受伤进了手术室,一名女医护人员从手术室跑出来说:"患者失血过多,需要Rh阴性O型血。我们血库没有这种血型,你们谁和他血型相配"?周边众人都摇头,这时张译饰演的安欣举手表示血型相符,女医护人员说:"你跟我进来去验血吧。"

场景二:在电视剧第56集中,林家川扮演的唐小龙看见一辆献血车,逼着唐北平饰演的石磊去"做善事"——去献血。又路过一辆献血车,唐小龙再次让石磊用假的身份参加献血。而石磊反驳道:"医生说,一个人半年只能献一次血。"之后又差点胁迫其第3次献血,最后拿刀威逼石磊卖老家旧房抵债。

问题来了,这些桥段会出现在现实生活中吗?

血型为RH阴性者一定要输Rh阴性血吗?

人类的血型系统除了有ABO血型系统以外,还有第二大

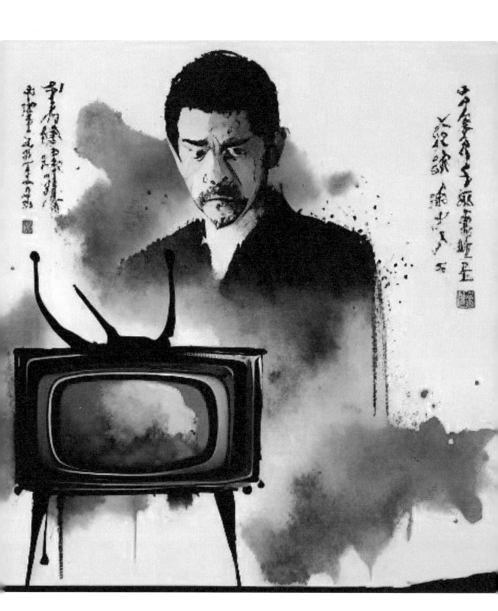

血型系统，Rh（D）血型系统。科学家在研究时偶然发现，恒河猴红细胞表面表达的抗原与人的红细胞抗原相同，故命名为 D 抗原，根据恒河猴系统命名为 Rh 血型系统。Rh（D）阳性是指人体血液红细胞里面含有 D 抗原，Rh（D）阴性即不含有 D 型抗原，属于一种比较罕见的血型，也被称为"熊猫血"。临床如果是需要进行输血的患者，除了进行 ABO 血型的测定以外，还需要进行 Rh（D）血型的测定，以避免引起溶血。

在我国汉族和大多数民族人口中，RH（D）阴性的人群占 0.3%，在某个场合、非亲缘关系的人，而像剧中同时出现 2 个 RH（D）阴性、又同为 O 型血，这概率也太小了。

2000 年 6 月，我国卫生健康委员会颁布的《临床输血技术规范》第十条规定："对于 Rh（D）阴性和其他稀有血型患者，应采用自身输血，同型输血或配合型输血"。此外《临床输血技术规范》第十五条规定："急诊抢救患者紧急输血时，Rh（D）检查可除外。"也就是说急诊抢救时的输血可以不查 Rh（D）血型，即不存在必须输 Rh（D）阴性血的问题。

此外，依据法律规定，为保障输血安全，只有具备采供血资质的医疗机构，比如血液中心或血站，才能依法采集和供应血液。血液采集后，要经过登记、检测、制备等流程后，统一发往医院。医院自行采供血是严重的违法行为。当然，平时医院和血站都会存有一定数量的备用血液，以防不时之需。所以像安欣这样的自愿献血者，在真实的医院急救中是不可能出现的。

用假身份证可以献血吗？

全国各地在献血前，体检医生和护士会多次核对个人信息及有效证件，如果信息不符，是不能参加献血的。目前全国各固定献血点及流动采血车已经实现了网络智能化管理，献血者使用手机进行自助登记，需要用手机摄像头进行人脸识别认证。通过人脸识别技术，实现献血者从填表、检验、采血等环节确认为同一献血者，同时也能再次确认献血者人脸信息和身份证信息是否一致，人脸识别在本人知情同意的情况下完成，确保了数据安全、准确、快捷。

因此，现实生活中"唐小龙威逼石磊献血"是不可能实现的。

献血间隔期是多久？

根据 2012 年新版《献血者健康检查要求》，全血献血间隔为不少于 6 个月。单采血小板献血间隔为不少于 2 周，不多于 24 次 / 年。因特殊配型需要，由医生批准，最短时间不少于 1 周。单采血小板后与全血献血间隔不得少于 4 周。全血献血后与单采血小板献血间隔不得少于 3 个月。

因此，唐小龙用不同的身份证威胁石磊 1 天献血 2 次的行为，不仅触犯了法律的底线，还践踏了本着自愿无偿献血，奉献爱心的献血初衷。

参考文献

［1］王吉耀，葛均波，邹和建.实用内科学（第16版）
［M］.北京：人民卫生出版社，2022：10-3110.

［2］王鸿利，王学锋.血友病诊断和治疗的专家共识［J］.
内科理论与实践，2009，4（3）：236-244.

［3］陈静.可治性罕见病［M］.上海：上海交通大学出版
社，2017：1-302.

［4］张抒扬.罕见病诊疗指南［M］.北京：人民卫生出版
社，2019：1-311.

［5］夏乐敏.告诉你疾病的真实样子［M］.北京：人民卫生
出版社，2019：1-115.

［6］王甲瑶.中国影视剧能为医学做些什么［J］.青年文学
家·影视文学，2013，26：82-83.

［7］吉丽君.浅析影视剧中医患关系对医学生人文情怀培养
的启示［J］.锦州医科大学学报（社会科学版），2020，
18（4）：56-58.

［8］杨一丹.从健康传播视域谈中美医疗影视剧的文化内涵

［J］. 传媒论坛，2020，3（1）：11，13.

［9］黄晓军，黄河，胡豫. 血液内科学［M］. 北京：人民卫生出版社，2020：1-306.

［10］王鸿利，王学锋. 血友病诊断和治疗的专家共识［J］. 内科理论与实践，2009，4（3）：236-244.

［11］中华医学会血液学分会血栓与止血学组. 易栓症诊断与防治中国指南（2021年版）［J］. 中华血液学杂志，2021，42（11）：881-888.

［12］中华医学会儿科学分会内分泌遗传代谢学组，中华医学会医学遗传分会，中华医学会儿科分会罕见病学组，等. 儿童糖原累积病Ⅱ型诊断及治疗中国专家共识［J］. 中华儿科杂志，2021，59（6）：439-445.

［13］中华医学会内分泌学分会. 肢端肥大症诊治中国专家共识（2020版）［J］. 中华内分泌代谢杂志，2020，36（9）：751-760.

［14］中国医师协会血液科医师分会，中华医学会血液学分会，中国医师协会多发性骨髓瘤专业委员会. 中国多发性骨髓瘤诊治指南（2020年修订）［J］. 中华内科杂志，2020，59（5）：341-346.

［15］李存. 从六六《心术》看社会问题的文学救赎［J］. 名作欣赏：文学研究（下旬），2011，（1）：20-21.

［16］何成森，解方舟，余立，等. 礼乐文化在和谐医患关系构建中的作用探析［J］. 中国医学伦理学，2017，30（7）：832-835.

［17］仇宇宁．势科学视野下和谐医患关系的构建［J］．医学
与哲学（A），2017，38（3）：62-65．

［18］蔡昱．"超个体的个体"为本位的生命哲学视域中的医患
关系［J］．医学与哲学（A），2017，38（9）：1-5，58．

［19］陈雪媛．社会工作视角下构建和谐医患关系研究［J］．
学理论，2016，8：102-103．

［20］宋雅雯．国产医疗剧的发展方向浅析［D］．陕西：陕西
师范大学，2013：1-45．

［21］吕玮玮．当代中美主流医疗题材电视剧比较研究［D］．
江苏：南京艺术学院，2014：1-31．

［22］李茜．健康传播视域下我国医疗剧内容研究［D］．北京：
北京工商大学，2017：1-81．

［23］王大鹏．为影视剧注入科学元素［J］．民主与科学，2018，
5：53-54．

［24］饶曙光，马玉晨．医者仁心与共同体美学——聚焦中国
医疗题材影视剧创作［J］．电影评介，2020，5：1-8．